针灸经络穴位图谱

（赠光盘）

王　颖　魏肖禹　主编

辽宁科学技术出版社
·沈阳·

图文编辑：王　颖　魏肖禹　王琪格　关圣涛　陈　金　李瑞根
　　　　　刘立克　刘美思　林　玉　张　宏　刘　实　张婉春
　　　　　苏　涵　秦国鹏　王　阳　李　洋　周　伟　黄丽莉
　　　　　王　欣　李晓华　张献文　韩　伟　齐晓华　张　野

图书在版编目（CIP）数据

针灸经络穴位图谱/ 王颖，魏肖禹主编. —沈阳：辽宁科学技术
出版社，2016.7（2018.4 重印）
　ISBN 978-7-5381-9782-2

　Ⅰ. ①针… 　Ⅱ. ①王… 　②魏… 　Ⅲ. ①经络—图谱 　②穴位—图谱
Ⅳ. ①R224.4-64

　中国版本图书馆 CIP 数据核字（2016）第 078880 号

出版发行：辽宁科学技术出版社
　　　　　（地址：沈阳市和平区十一纬路 25 号　邮编：110003）
印 刷 者：辽宁新华印务有限公司
经 销 者：各地新华书店
幅面尺寸：210mm × 285mm
印　　张：5.5
字　　数：100 千字
出版时间：2017 年 4 月第 1 版
印刷时间：2018 年 4 月第 3 次印刷
责任编辑：寿亚荷
封面设计：翰鼎文化/达达
版式设计：袁　舒
责任校对：李　霞

书　　号：ISBN 978-7-5381-9782-2
定　　价：35.00元（赠光盘）

联系电话：024-23284370
邮购热线：024-23284502
E-mail：syh24115@126.com

前　言

　　针灸疗法简单实用、疗效确切，已被认为是目前自然疗法中效果相对明显和副作用较少的方法之一。在对针灸从业人员的调查过程中了解到，针灸、按摩不仅在各大医院有设置，而且也是各种小型医疗场所、美容院、娱乐场所的主要经营项目，还能作为许多出国留学人员在国外的生存技术。学习针灸的人首先要了解经络和腧穴的部位、作用等，而人体常用的14条经络和300余个腧穴对于初学者来说，要想快速掌握是很难的。为使广大针灸专业读者更快、更准确地学习经络、腧穴知识，我们写了《针灸经络穴位图谱》。

　　该书主要介绍了针灸常用的人体14条经脉的走行，300余个腧穴的定位、功能主治、刺法操作等。每条经络都介绍了经络循行原文和主治概要，对腧穴的名称用汉语拼音进行了标注，每条经络都配有平面、骨骼、肌肉解剖穴位图。还介绍了足部反射区、手部反射区和耳部反射区，对常用反射区的名称、分布、主治等进行了详细的介绍。书后附有人体常用骨度分寸折量定位法和常见疾病快速选穴处方。全书内容简单明了，穴位清晰、准确。配有光盘，光盘中介绍了常用穴位的取穴和针刺方法。本书适用于针灸学生、初学者和针灸爱好者。

编著者

目　录

第一章　手太阴肺经经络循行及穴位

原文：肺手太阴之脉，起于中焦，下络大肠，还循胃口，上膈属肺，从肺系横出腋下，下循臑内，行少阴、心主之前，下肘中，循臂内上骨下廉，入寸口，上鱼，循鱼际，出大指之端。其支者，从腕后直出次指内廉，出其端。（出自《灵枢·经脉》，下同）

语译：起于中焦，向下联络大肠，回绕过来沿着胃的上口，通过横膈，属于肺脏，从"肺系"（肺与喉咙相联系的部位）横行出来（中府），向下沿上臂内侧，行于手少阴经和手厥阴经的前面，下行到肘窝中，沿着前臂内侧前缘，进入寸口，经过鱼际，沿着鱼际的边缘，出拇指内侧端（少商）。

手腕后方的支脉：从列缺处分出，一直走向食指内侧端（商阳），与手阳明大肠经相接。

主要病候：咳嗽、气喘、少气不足以息、咳血、伤风、胸部胀满、咽喉肿痛、缺盆部和手臂内侧前缘痛、肩背部寒冷、疼痛等症。

主治概要：本经腧穴主治头面、喉、胸、肺部病证和经脉循行部位的其他病证。

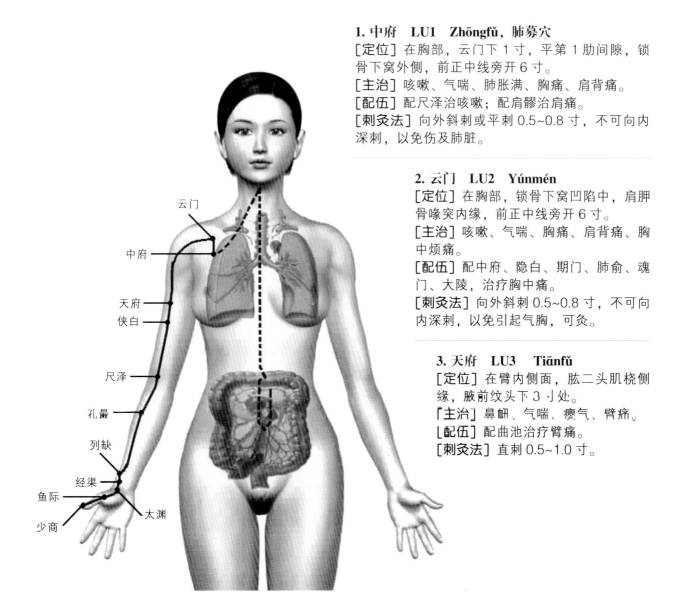

1. 中府　LU1　Zhōngfǔ，肺募穴
[定位] 在胸部，云门下1寸，平第1肋间隙，锁骨下窝外侧，前正中线旁开6寸。
[主治] 咳嗽、气喘、肺胀满、胸痛、肩背痛。
[配伍] 配尺泽治咳嗽；配肩髎治肩痛。
[刺灸法] 向外斜刺或平刺0.5~0.8寸，不可向内深刺，以免伤及肺脏。

2. 云门　LU2　Yúnmén
[定位] 在胸部，锁骨下窝凹陷中，肩胛骨喙突内缘，前正中线旁开6寸。
[主治] 咳嗽、气喘、胸痛、肩背痛、胸中烦痛。
[配伍] 配中府、隐白、期门、肺俞、魂门、大陵，治疗胸中痛。
[刺灸法] 向外斜刺0.5~0.8寸，不可向内深刺，以免引起气胸，可灸。

3. 天府　LU3　Tiānfǔ
[定位] 在臂内侧面，肱二头肌桡侧缘，腋前纹头下3寸处。
[主治] 鼻衄、气喘、瘿气、臂痛。
[配伍] 配曲池治疗臂痛。
[刺灸法] 直刺0.5~1.0寸。

云门
中府
天府
侠白
尺泽
孔最
列缺
经渠
鱼际
少商
太渊

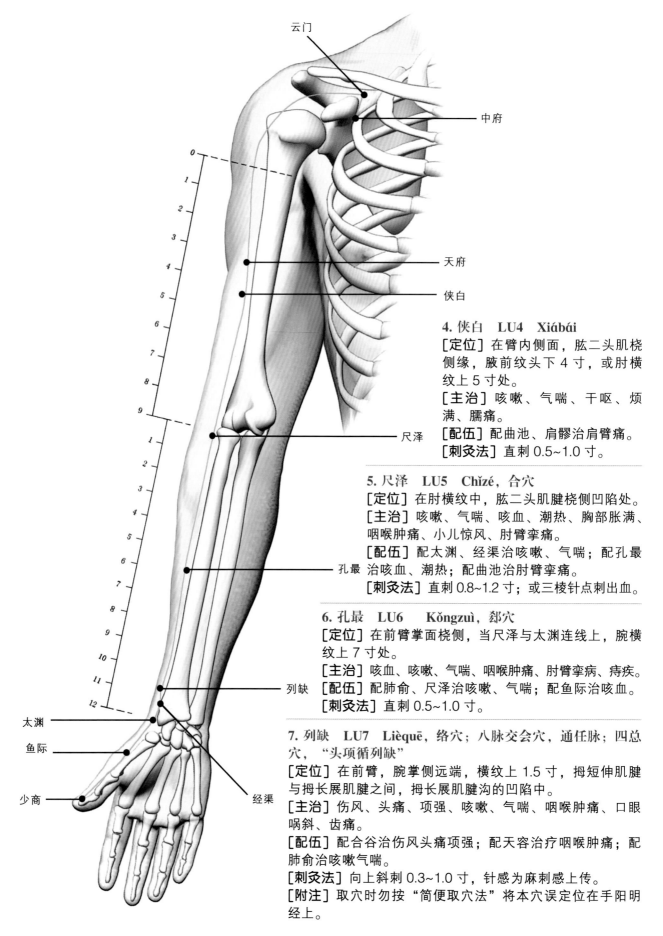

云门

中府

天府

侠白

尺泽

孔最

列缺

太渊

鱼际

少商

经渠

4. 侠白　LU4　Xiábái

[定位] 在臂内侧面，肱二头肌桡侧缘，腋前纹头下4寸，或肘横纹上5寸处。

[主治] 咳嗽、气喘、干呕、烦满、臑痛。

[配伍] 配曲池、肩髎治肩臂痛。

[刺灸法] 直刺0.5~1.0寸。

5. 尺泽　LU5　Chǐzé，合穴

[定位] 在肘横纹中，肱二头肌腱桡侧凹陷处。

[主治] 咳嗽、气喘、咳血、潮热、胸部胀满、咽喉肿痛、小儿惊风、肘臂挛痛。

[配伍] 配太渊、经渠治咳嗽、气喘；配孔最治咳血、潮热；配曲池治肘臂挛痛。

[刺灸法] 直刺0.8~1.2寸；或三棱针点刺出血。

6. 孔最　LU6　Kǒngzuì，郄穴

[定位] 在前臂掌面桡侧，当尺泽与太渊连线上，腕横纹上7寸处。

[主治] 咳血、咳嗽、气喘、咽喉肿痛、肘臂挛病、痔疾。

[配伍] 配肺俞、尺泽治咳嗽、气喘；配鱼际治咳血。

[刺灸法] 直刺0.5~1.0寸。

7. 列缺　LU7　Lièquē，络穴；八脉交会穴，通任脉；四总穴，"头项循列缺"

[定位] 在前臂，腕掌侧远端，横纹上1.5寸，拇短伸肌腱与拇长展肌腱之间，拇长展肌腱沟的凹陷中。

[主治] 伤风、头痛、项强、咳嗽、气喘、咽喉肿痛、口眼㖞斜、齿痛。

[配伍] 配合谷治伤风头痛项强；配天容治疗咽喉肿痛；配肺俞治咳嗽气喘。

[刺灸法] 向上斜刺0.3~1.0寸，针感为麻刺感上传。

[附注] 取穴时勿按"简便取穴法"将本穴误定位在手阳明经上。

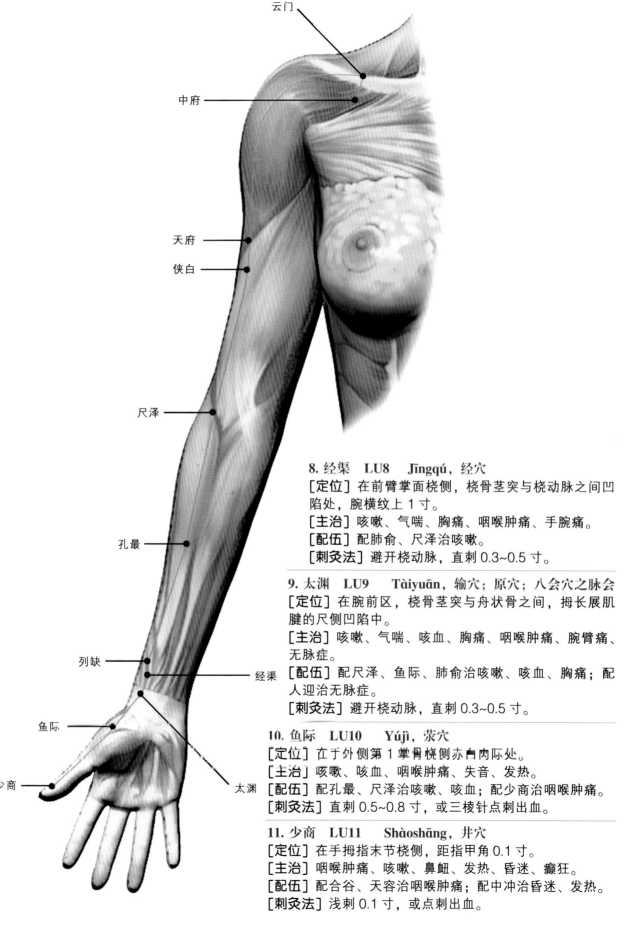

云门
中府
天府
侠白
尺泽
孔最
列缺
鱼际
少商
经渠
太渊

8. 经渠 LU8 Jīngqú，经穴
[定位] 在前臂掌面桡侧，桡骨茎突与桡动脉之间凹陷处，腕横纹上1寸。
[主治] 咳嗽、气喘、胸痛、咽喉肿痛、手腕痛。
[配伍] 配肺俞、尺泽治咳嗽。
[刺灸法] 避开桡动脉，直刺0.3~0.5寸。

9. 太渊 LU9 Tàiyuān，输穴；原穴；八会穴之脉会
[定位] 在腕前区，桡骨茎突与舟状骨之间，拇长展肌腱的尺侧凹陷中。
[主治] 咳嗽、气喘、咳血、胸痛、咽喉肿痛、腕臂痛、无脉症。
[配伍] 配尺泽、鱼际、肺俞治咳嗽、咳血、胸痛；配人迎治无脉症。
[刺灸法] 避开桡动脉，直刺0.3~0.5寸。

10. 鱼际 LU10 Yújì，荥穴
[定位] 在于外侧第1掌骨桡侧赤白肉际处。
[主治] 咳嗽、咳血、咽喉肿痛、失音、发热。
[配伍] 配孔最、尺泽治咳嗽、咳血；配少商治咽喉肿痛。
[刺灸法] 直刺0.5~0.8寸，或三棱针点刺出血。

11. 少商 LU11 Shàoshāng，井穴
[定位] 在手拇指末节桡侧，距指甲角0.1寸。
[主治] 咽喉肿痛、咳嗽、鼻衄、发热、昏迷、癫狂。
[配伍] 配合谷、天容治咽喉肿痛；配中冲治昏迷、发热。
[刺灸法] 浅刺0.1寸，或点刺出血。

第二章 手阳明大肠经经络循行及穴位

原文：大肠手阳明之脉，起于大指次指之端，循指上廉，出合谷两骨之间，上入两筋之中，循臂上廉，入肘外廉，上臑外前廉，上肩，出髃骨之前廉，上出于柱骨之会上，下入缺盆，络肺，下膈，属大肠；其支者，从缺盆上颈，贯颊，入下齿中，还出挟口，交人中，左之右，右之左，上挟鼻孔。

语译：起于大指，沿手指向上入小臂，沿肘外侧上肩，向下进入缺盆，与肺部相连。

手腕后方的支脉：从缺盆入颈部，上行入齿，与人中交会，入鼻中。

主要病候：腹痛、肠鸣、泄泻、便秘、咽喉肿痛、齿痛、鼻流清涕或出血以及本经循行部位疼痛、热肿或寒冷等症。

主治概要：本经腧穴主治腹部、咽喉、口鼻部和经脉循行部位的其他病证。

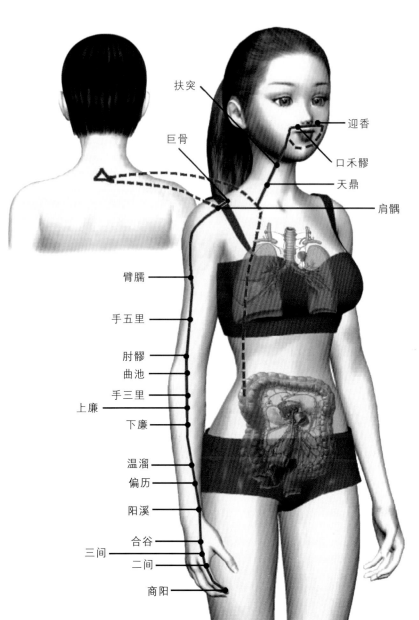

扶突
巨骨
迎香
口禾髎
天鼎
肩髃
臑臑
手五里
肘髎
曲池
手三里
上廉
下廉
温溜
偏历
阳溪
合谷
三间
二间
商阳

1. 商阳 LI1 Shāngyáng，井穴
[定位] 在手食指末节桡侧，距指甲角 0.1 寸。
[主治] 耳聋、齿痛、咽喉肿痛、颌肿、青盲、手指麻木、热病、昏迷。
[配伍] 配少商点刺出血治热病、昏迷。
[刺灸法] 浅刺 0.1 寸，或点刺出血。

2. 二间 LI2 Èrjiān，荥穴
[定位] 微握拳，当手食指本节（第 2 掌指关节）前桡侧凹陷中赤白肉际处。
[主治] 目昏、鼻衄、齿痛、口㖞、咽喉肿痛、热病。
[配伍] 配合谷治齿痛。
[刺灸法] 直刺 0.2~0.3 寸。

3. 三间 LI3 Sānjiān，输穴
[定位] 微握拳，在手食指本节（第 2 掌指关节）后，桡侧凹陷处。
[主治] 咽喉肿痛、牙痛、腹胀、眼痛。
[配伍] 目中漠漠，即寻攒竹、三间；透后溪治手拘挛不开。
[刺灸法] 直刺 0.3~0.5 寸。

4. 合谷　LI4　Hégǔ，原穴；四总穴之一，"面口合谷收"

[定位] 在手背，第1、第2掌骨间，当第2掌骨桡侧的中点处。

[主治] 头痛、目赤肿痛、鼻衄、齿痛、牙关紧闭、口眼㖞斜、耳聋、咽喉肿痛、热病无汗、多汗、腹痛、便秘、经闭、滞产。

[配伍] 配太阳治头痛；配太冲治目赤肿痛；配迎香治鼻疾；配少商治咽喉肿痛；配三阴交治经闭、滞产；配地仓、颊车治口㖞；配太冲治高血压；透后溪治手拘挛不开。

[刺灸法] 直刺0.5~1.0寸。孕妇不宜针。

[附注] 与太冲构成"四关穴"，运行全身气血。

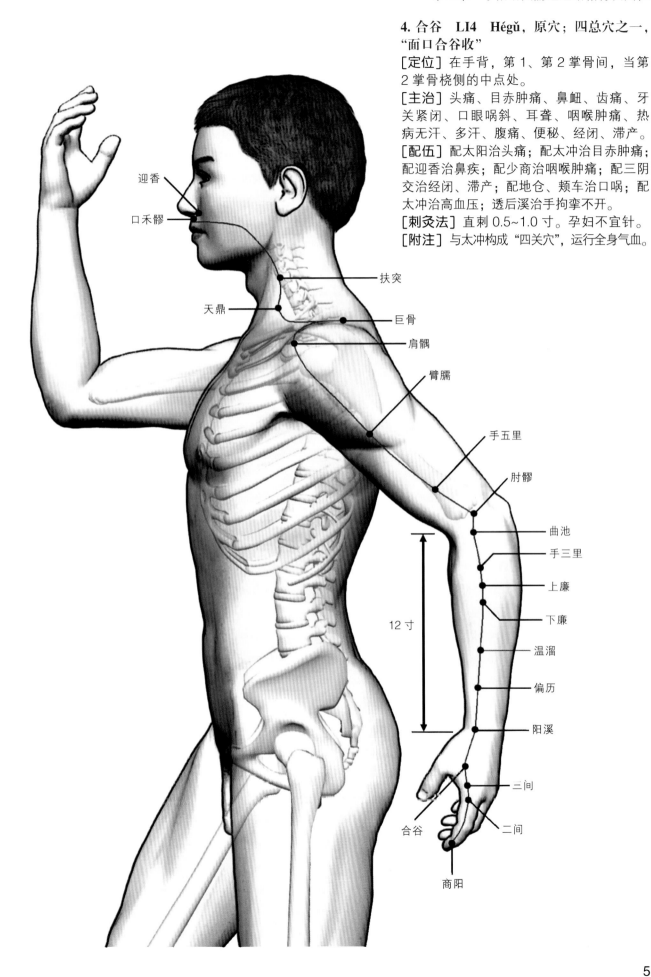

迎香
口禾髎
扶突
天鼎
巨骨
肩髃
臂臑
手五里
肘髎
曲池
手三里
上廉
下廉
温溜
偏历
阳溪
二间
二间
合谷
商阳
12寸

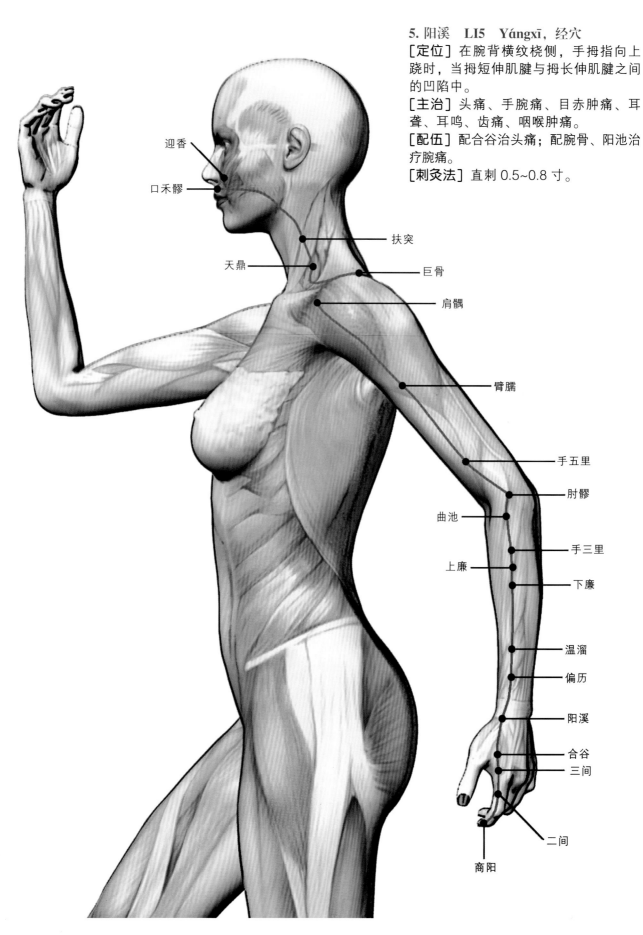

5. 阳溪　LI5　Yángxī，经穴
[定位] 在腕背横纹桡侧，手拇指向上
翘时，当拇短伸肌腱与拇长伸肌腱之间
的凹陷中。
[主治] 头痛、手腕痛、目赤肿痛、耳
聋、耳鸣、齿痛、咽喉肿痛。
[配伍] 配合谷治头痛；配腕骨、阳池治
疗腕痛。
[刺灸法] 直刺 0.5~0.8 寸。

迎香
口禾髎
天鼎
扶突
巨骨
肩髃
臂臑
手五里
肘髎
曲池
手三里
上廉
下廉
温溜
偏历
阳溪
合谷
三间
二间
商阳

6. 偏历　LI6　Piānlì，络穴
[定位] 屈肘，在前臂背面桡侧，当阳溪与曲池连线上，腕横纹上3寸处。
[主治] 目赤、耳鸣、鼻衄、喉痛、手臂酸痛、水肿。
[配伍] 配曲池治手臂疼痛。
[刺灸法] 直刺或斜刺0.5~0.8寸。

7. 温溜　LI7　Wēnliū，郄穴
[定位] 屈肘，在前臂背面桡侧，当阳溪与曲池连线上，腕横纹上5寸处。
[主治] 头痛、面肿、咽喉肿痛、疔疮、肩背酸痛、肠鸣腹痛。
[配伍] 配合谷治头痛。
[刺灸法] 直刺0.5~1.0寸。

8. 下廉　LI8　Xiàlián
[定位] 在前臂背面桡侧，当阳溪与曲池连线上，肘横纹下4寸处。
[主治] 头痛、眩晕、目痛、肘臂痛、腹胀、腹痛。
[配伍] 配足三里治腹胀、腹痛。
[刺灸法] 直刺0.5~1.0寸。

9. 上廉　LI9　Shànglián
[定位] 在前臂背面桡侧，当阳溪与曲池连线上，肘横纹下3寸处。
[主治] 头痛、肩膊酸痛、半身不遂、手臂麻木、肠鸣腹痛。
[配伍] 配曲池治手臂麻木。
[刺灸法] 直刺0.5~1.0寸。
[附注] 穴下布有前臂背侧皮神经与桡神经深支，治疗颈椎病所致手臂麻木尤效。

10. 手三里　LI10　Shǒusānlǐ
[定位] 在前臂背面桡侧，当阳溪与曲池连线上，肘横纹下2寸处。
[主治] 齿痛颊肿、上肢不遂、腹痛、腹泻。
[配伍] 配曲池治上肢不遂。
[刺灸法] 直刺0.8~1.2寸。

11. 曲池　LI11　Qūchí，合穴
[定位] 屈肘成直角，在肘横纹外侧纹头与肱骨外上髁连线中点。
[主治] 咽喉肿痛、齿痛、目赤痛、瘰疬、瘾疹、手臂肿痛、腹痛吐泻、高血压、癫狂。
[配伍] 配血海、足三里治瘾疹；配手三里治上肢不遂；配太冲、大椎治高血压；透臑俞治瘰疬。
[刺灸法] 直刺1.0~1.5寸。

12. 肘髎　LI12　Zhǒuliáo
[定位] 在臂外侧，屈肘，曲池上方1寸，当肱骨前缘处。
[主治] 肘臂部疼痛、麻木、挛急。
[配伍] 配曲池治肘臂疾病。
[刺灸法] 直刺0.5~1.0寸。

13. 手五里　LI13　Shǒuwǔlǐ
[定位] 在臂外侧，当曲池与肩髃连线上，曲池上3寸处。
[主治] 肘臂挛痛、痿弱无力、瘰疬。
[配伍] 配曲池治肘臂挛痛。
[刺灸法] 直刺0.5~1.0寸。

14. 臂臑　LI14　Bìnào
[定位] 在臂外侧，三角肌止点处，当曲池与肩髃连线上，曲池上7寸处。
[主治] 肩臂痛、颈项拘挛、瘰疬、目疾。
[配伍] 配光明治目疾。
[刺灸法] 直刺或向上斜刺0.8~1.5寸。

15. 肩髃　LI15　Jiānyú，手阳明经、阳跷脉交会穴
[定位] 在三角肌区，肩峰外侧缘前端与肱骨大结节两骨之间的凹陷处。
[主治] 肩臂挛痛不遂、瘾疹、瘰疬。
[配伍] 配肩髎治肩臂疼痛。
[刺灸法] 直刺或向下斜刺0.8~1.5寸。

16. 巨骨　LI16　Jùgǔ，手阳明经、阳跷脉交会穴
[定位] 在肩上部，当锁骨肩峰端与肩胛冈之间凹陷处。
[主治] 肩臂挛痛不遂、瘰疬、瘿气。
[配伍] 配肩髃、肩髎治肩痛。
[刺灸法] 向外斜刺0.5~1.0寸。

17. 天鼎　LI17　Tiāndǐng
[定位] 在颈部，横平环状软骨，胸锁乳突肌后缘。
[主治] 暴喑气梗、咽喉肿痛、瘰疬、瘿气、臂痛。
[配伍] 配少商治咽喉肿痛；配合谷治瘿气。
[刺灸法] 直刺0.5~0.8寸。

18. 扶突　LI18　Fútū
[定位] 在颈外侧部，喉结旁，当胸锁乳突肌前、后缘之间。
[主治] 咳嗽、气喘、咽喉肿痛、暴喑、瘰疬、瘿气、臂痛麻木。
[配伍] 配合谷治瘿气。
[刺灸法] 直刺0.5~0.8寸。

19. 口禾髎　LI19　Kǒuhéliáo
[定位] 在上唇部，鼻孔外缘直下，平水沟穴。
[主治] 鼻塞、鼽衄、口㖞、口噤。
[刺灸法] 直刺或斜刺0.3~0.5寸。

20. 迎香　LI20　Yíngxiāng，手、足阳明经交会穴
[定位] 在鼻翼外缘中点旁，当鼻唇沟中间。
[主治] 鼻塞、鼽衄、口㖞、面痛、胆道蛔虫症。
[刺灸法] 向内上斜刺或平刺0.3~0.5寸，不宜灸。

第三章　足阳明胃经经络循行及穴位

原文：胃足阳明之脉，起于鼻，交颏中，旁约太阳之脉，下循鼻外，入上齿中，还出挟口环唇，下交承浆，却循颐后下廉，出大迎，循颊车，上耳前，过客主人，循发际，至额颅；其支者，从大迎前下人迎，循喉咙，入缺盆，下膈，属胃，络脾；其直者，从缺盆下乳内廉，下挟脐，入气街中；其支者，起于胃口，下循腹里，下至气街中而合，以下髀关，抵伏兔，下膝髌中，下循胫外廉，下足跗，入中指内间；其支者，下廉三寸而别，下入中指外间；其支者，别跗上，入大指间，出其端。

语译：起于鼻翼两侧（迎香），上行到鼻根部，与旁侧足太阳经交会，向下沿着鼻的外侧（承泣），进入上齿龈内，回出环绕口唇，向下交会于颏唇沟承浆（任脉）处，再向后沿着腮部后下方，出于下颌大迎处，沿着下颌角颊车，上行耳前，经过上关（足少阳经），沿着发际，到达前额（神庭）。

面部支脉：从大迎前下走人迎，沿着喉咙，进入缺盆部，向下通过横膈，属于胃，联络脾脏。

缺盆部直行支脉：经乳头，向下挟脐旁，进入少腹两侧气冲。

胃下口部支脉：沿着腹里向下到气冲会合，再由此下行至髀关，直抵伏兔部，下至膝盖，沿着胫骨外侧前缘，下经足跗，进入第2足趾外侧端（厉兑）。

胫部支脉：从膝下3寸（足三里）处分出，进入足中趾外侧端。

足跗部支脉：从跗上（冲阳）分出，进入足大趾内侧端（隐白），与足太阴脾经相接。

主要病候：肠鸣腹胀、水肿、胃痛、呕吐或消谷善饥、口渴、咽喉肿痛、鼻衄、胸及膝髌等本经循行部位疼痛、热病、发狂等症。

主治概要：本经腧穴主治胃肠病和头面、目、鼻、口齿部病证和神志病，以及经脉循行部位的其他病证。

---

1. 承泣　ST1　Chéngqì，足阳明经、阳蹻、任脉交会穴
[定位] 在面部，瞳孔直下，当眼球与眶下缘之间。
[主治] 目赤肿痛、流泪、夜盲、眼睑瞤动、口喎。
[配伍] 配太阳治目赤肿痛，配阳白治口喎。
[刺灸法] 患者闭目，以左手拇指向上轻推眼球，紧靠眶缘缓慢向上斜刺0.5~1.5寸，不提插、不捻转、不留针，出针时按压针孔1~2分钟，以防刺破血管引起血肿。
[附注] 眼眶内穴位刺法均为患者闭目，以押手拇指将眼球轻推向对侧，紧靠眶内缘缓慢向中心方向斜刺0.5~1.5寸，不提插、不捻转、不留针，出针时按压针孔1~2分钟，以防刺破血管引起血肿。

---

2. 四白　ST2　Sìbái
[定位] 在面部，瞳孔直下，当眶下孔凹陷处。
[主治] 目赤痛痒、目翳、眼睑瞤动、口喎、头痛、眩晕。
[配伍] 配阳白、地仓、颊车、合谷治口喎；配攒竹治眼睑瞤动。
[刺灸法] 向上斜刺0.3~0.5寸，不可深刺；或向其他穴位透刺。

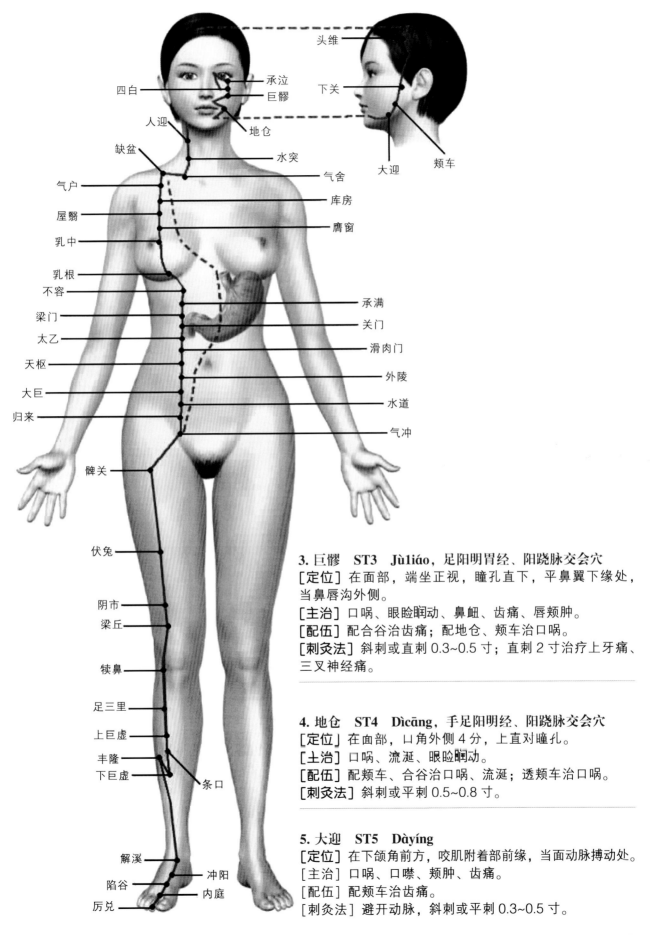

头维

四白　　　　　承泣
　　　　　　　巨髎

人迎　　　　　　　　　下关

缺盆　　　　　　地仓

气户　　　　　　水突
　　　　　　　　气舍　　　　　　大迎　　　颊车

屋翳　　　　　　库房

乳中　　　　　　膺窗

乳根

不容　　　　　　承满

梁门　　　　　　关门

太乙　　　　　　滑肉门

天枢　　　　　　外陵

大巨　　　　　　水道

归来　　　　　　气冲

髀关

伏兔

阴市

梁丘

犊鼻

足三里

上巨虚

丰隆

下巨虚　　　条口

解溪　　　冲阳

陷谷　　　内庭

厉兑

3. 巨髎　ST3　Jùliáo，足阳明胃经、阳跷脉交会穴

[定位] 在面部，端坐正视，瞳孔直下，平鼻翼下缘处，当鼻唇沟外侧。

[主治] 口㖞、眼睑眴动、鼻衄、齿痛、唇颊肿。

[配伍] 配合谷治齿痛；配地仓、颊车治口㖞。

[刺灸法] 斜刺或直刺 0.3~0.5 寸；直刺 2 寸治疗上牙痛、三叉神经痛。

4. 地仓　ST4　Dìcāng，手足阳明经、阳跷脉交会穴

[定位] 在面部，口角外侧 4 分，上直对瞳孔。

[主治] 口㖞、流涎、眼睑眴动。

[配伍] 配颊车、合谷治口㖞、流涎；透颊车治口㖞。

[刺灸法] 斜刺或平刺 0.5~0.8 寸。

5. 大迎　ST5　Dàyíng

[定位] 在下颌角前方，咬肌附着部前缘，当面动脉搏动处。

[主治] 口㖞、口噤、颊肿、齿痛。

[配伍] 配颊车治齿痛。

[刺灸法] 避开动脉，斜刺或平刺 0.3~0.5 寸。

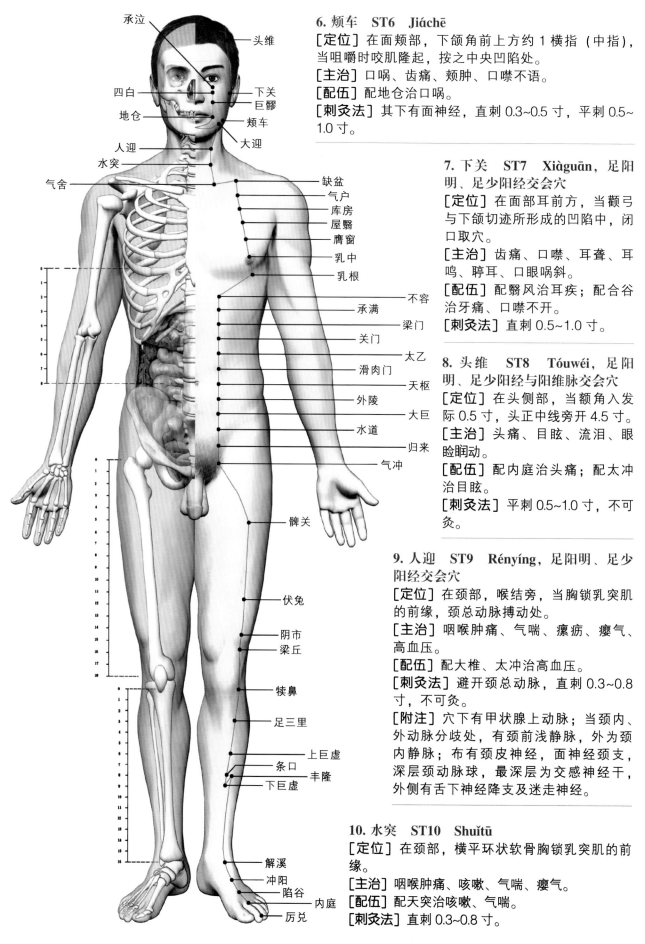

承泣
头维
四白
巨髎
地仓
人迎
水突
气舍
下关
颊车
大迎
缺盆
气户
库房
屋翳
膺窗
乳中
乳根
不容
承满
梁门
关门
太乙
滑肉门
天枢
外陵
大巨
水道
归来
气冲
髀关
伏兔
阴市
梁丘
犊鼻
足三里
上巨虚
条口
丰隆
下巨虚
解溪
冲阳
陷谷
内庭
厉兑

6. 颊车　ST6　Jiáchē

[定位] 在面颊部，下颌角前上方约 1 横指（中指），当咀嚼时咬肌隆起，按之中央凹陷处。

[主治] 口㖞、齿痛、颊肿、口噤不语。

[配伍] 配地仓治口㖞。

[刺灸法] 其下有面神经，直刺 0.3~0.5 寸，平刺 0.5~1.0 寸。

7. 下关　ST7　Xiàguān，足阳明、足少阳经交会穴

[定位] 在面部耳前方，当颧弓与下颌切迹所形成的凹陷中，闭口取穴。

[主治] 齿痛、口噤、耳聋、耳鸣、聤耳、口眼㖞斜。

[配伍] 配翳风治耳疾；配合谷治牙痛、口噤不开。

[刺灸法] 直刺 0.5~1.0 寸。

8. 头维　ST8　Tóuwéi，足阳明、足少阳经与阳维脉交会穴

[定位] 在头侧部，当额角入发际 0.5 寸，头正中线旁开 4.5 寸。

[主治] 头痛、目眩、流泪、眼睑瞤动。

[配伍] 配内庭治头痛；配太冲治目眩。

[刺灸法] 平刺 0.5~1.0 寸，不可灸。

9. 人迎　ST9　Rényíng，足阳明、足少阳经交会穴

[定位] 在颈部，喉结旁，当胸锁乳突肌的前缘，颈总动脉搏动处。

[主治] 咽喉肿痛、气喘、瘰疬、瘿气、高血压。

[配伍] 配大椎、太冲治高血压。

[刺灸法] 避开颈总动脉，直刺 0.3~0.8 寸，不可灸。

[附注] 穴下有甲状腺上动脉；当颈内、外动脉分歧处，有颈前浅静脉，外为颈内静脉；布有颈皮神经，面神经颈支，深层颈动脉球，最深层为交感神经干，外侧有舌下神经降支及迷走神经。

10. 水突　ST10　Shuǐtū

[定位] 在颈部，横平环状软骨胸锁乳突肌的前缘。

[主治] 咽喉肿痛、咳嗽、气喘、瘿气。

[配伍] 配天突治咳嗽、气喘。

[刺灸法] 直刺 0.3~0.8 寸。

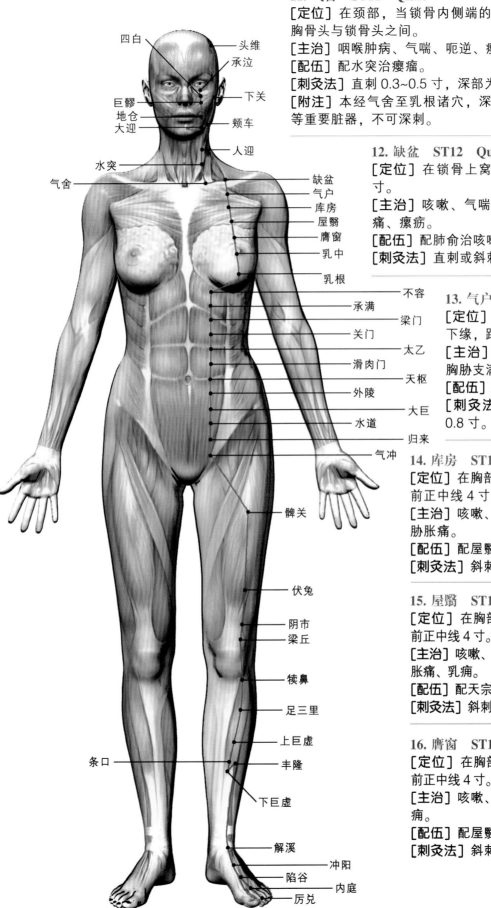

四白
头维
承泣
下关
巨髎
地仓
大迎
颊车
人迎
水突
气舍
缺盆
气户
库房
屋翳
膺窗
乳中
乳根
不容
承满
梁门
关门
太乙
滑肉门
天枢
外陵
大巨
水道
归来
气冲
髀关
伏兔
阴市
梁丘
犊鼻
足三里
上巨虚
条口
丰隆
下巨虚
解溪
冲阳
陷谷
内庭
厉兑

11. 气舍　ST11　Qìshě
[定位] 在颈部，当锁骨内侧端的上缘，胸锁乳突肌的胸骨头与锁骨头之间。
[主治] 咽喉肿病、气喘、呃逆、瘿瘤、瘰疬、颈项强。
[配伍] 配水突治瘿瘤。
[刺灸法] 直刺 0.3~0.5 寸，深部为颈总动脉。
[附注] 本经气舍至乳根诸穴，深部有大动脉及肺、肝等重要脏器，不可深刺。

12. 缺盆　ST12　Quēpén
[定位] 在锁骨上窝中央，距前正中线 4 寸。
[主治] 咳嗽、气喘、咽喉肿痛、缺盆中痛、瘰疬。
[配伍] 配肺俞治咳嗽。
[刺灸法] 直刺或斜刺 0.3~0.5 寸。

13. 气户　ST13　Qìhù
[定位] 在胸部，当锁骨中点下缘，距前正中线 4 寸。
[主治] 咳嗽、气喘、呃逆、胸胁支满、胸痛。
[配伍] 配肺俞治咳喘。
[刺灸法] 斜刺或平刺 0.5~0.8 寸。

14. 库房　ST14　Kùfáng
[定位] 在胸部，当第 1 肋间隙，距前正中线 4 寸。
[主治] 咳嗽、气喘、咳唾脓血、胸胁胀痛。
[配伍] 配屋翳治胸胁胀痛。
[刺灸法] 斜刺或平刺 0.5~0.8 寸。

15. 屋翳　ST15　Wūyì
[定位] 在胸部，当第 2 肋间隙，距前正中线 4 寸。
[主治] 咳嗽、气喘、咳唾脓血、胸胁胀痛、乳痈。
[配伍] 配天宗治乳痈。
[刺灸法] 斜刺或平刺 0.5~0.8 寸。

16. 膺窗　ST16　Yīngchuāng
[定位] 在胸部，当第 3 肋间隙，距前正中线 4 寸。
[主治] 咳嗽、气喘、胸胁胀痛、乳痈。
[配伍] 配屋翳治乳痈。
[刺灸法] 斜刺或平刺 0.5~0.8 寸。

17. 乳中　ST17　Rǔzhōng
[定位] 在胸部，男性平卧当第4肋间隙，乳头中央，距前正中线4寸。
[附注] 本穴不针不灸，只作胸腹部腧穴的定位标志。

18. 乳根　ST18　Rǔgēn
[定位] 在胸部，当乳头直下，乳房根部，当第5肋间隙，距前正中线4寸。
[主治] 咳嗽、气喘、呃逆、胸痛、乳痛、乳汁少。
[配伍] 配少泽、膻中治乳痛；配少泽、足三里治乳少。
[刺灸法] 斜刺或平刺0.5~0.8寸。

19. 不容　ST19　Bùróng
[定位] 在上腹部，当脐中上6寸，距前正中线2寸。
[主治] 呕吐、胃病、食欲不振、腹胀。
[配伍] 配中脘治胃病。
[刺灸法] 直刺0.5~0.8寸。

20. 承满　ST20　Chéngmǎn
[定位] 在上腹部，当脐中上5寸，距前正中线2寸。
[主治] 胃痛、吐血、食欲不振、腹胀。
[配伍] 配足三里治胃痛。
[刺灸法] 直刺0.8~1.0寸。

21. 梁门　ST21　Liángmén
[定位] 在上腹部，当脐中上4寸，距前正中线2寸。
[主治] 胃痛、呕吐、食欲不振、腹胀、泄泻。
[配伍] 配梁丘、中脘、足三里治胃痛，配足三里治消化不良。
[刺灸法] 直刺0.8~1.2寸。

22. 关门　ST22　Guānmén
[定位] 在上腹部，当脐中上3寸，距前正中线2寸。
[主治] 腹胀、腹痛、肠鸣泄泻、水肿。
[配伍] 配足三里、水分治肠鸣腹泻。
[刺灸法] 直刺0.8~1.2寸。

23. 太乙　ST23　Tàiyǐ
[定位] 在上腹部，当脐中上2寸，距前正中线2寸。
[主治] 胃病、心烦、癫狂。
[配伍] 配中脘治胃痛。
[刺灸法] 直刺0.8~1.2寸。

24. 滑肉门　ST24　Huáròumén
[定位] 在上腹部，当脐中上1寸，距前正中线2寸。
[主治] 胃痛、呕吐、癫狂。
[配伍] 配足三里治胃痛。
[刺灸法] 直刺0.8~1.2寸。

25. 天枢　ST25　Tiānshū，大肠募穴
[定位] 在腹中部，平脐中，距脐中2寸。
[主治] 腹胀肠鸣、绕脐痛、便秘、泄泻、痢疾、月经不调。
[配伍] 配足三里治腹胀肠鸣；配气海治绕脐痛；配上巨虚、下巨虚治便秘、泄泻；配大横、丰隆、阴陵泉治肥胖。
[刺灸法] 直刺1.0~1.5寸。

26. 外陵　ST26　Wàilíng
[定位] 在下腹部，当脐中下1寸，距前正中线2寸。
[主治] 腹痛、疝气、痛经。
[配伍] 配子宫、三阴交治痛经。
[刺灸法] 直刺1.0~1.5寸。

27. 大巨　ST27　Dàjù
[定位] 在下腹部，当脐中下2寸，距前正中线2寸。
[主治] 小腹胀满、小便不利、痛经、不孕、疝气、遗精、早泄。
[配伍] 配三阴交、中极治痛经、不孕。
[刺灸法] 直刺1.0~1.5寸。

28. 水道　ST28　Shuǐdào
[定位] 在下腹部，当脐中下3寸，距前正中线2寸。
[主治] 小腹胀满、小便不利、痛经、不孕、疝气。
[配伍] 配中极、次髎治小便不利。
[刺灸法] 直刺1.0~1.5寸。

29. 归来　ST29　Guīlái
[定位] 在下腹部，当脐中下4寸，距前正中线2寸。
[主治] 腹痛、疝气、月经不调、白带、阴挺。
[配伍] 配大敦治疝气；配三阴交、中极治月经不调。
[刺灸法] 直刺1.0~1.5寸。

30. 气冲　ST30　Qìchōng
[定位] 在腹股沟稍上方，当脐中下5寸，距前正中线2寸。
[主治] 肠鸣腹痛、疝气、月经不调、不孕、阳痿、阴肿。
[配伍] 配气海治肠鸣腹痛。
[刺灸法] 直刺0.5~1.0寸。

31. 髀关　ST31　Bìguān
[定位] 在股前区，股直肌近端，缝匠肌与阔筋膜张肌3条肌肉之间的凹陷处。
[主治] 腰痛膝冷、痿痹、腹痛。
[配伍] 配伏兔治痿痹。
[刺灸法] 直刺1~2寸。

32. 伏兔　ST32　Fútù
[定位] 在大腿前面，当髂前上棘与髌底外侧端的连线上，髌底上6寸。
[主治] 腰痛膝冷、下肢麻痹、疝气。
[配伍] 配髀关、阳陵泉治下肢痿痹。
[刺灸法] 直刺1~2寸。

33. 阴市　ST33　Yīnshì
[定位] 在大腿前面，当髂前上棘与髌底外侧端的连线上，髌底上3寸。
[主治] 腿膝痿痹、疝气、腹胀腹痛。
[配伍] 配足三里、阳陵泉治腿膝痿痹。
[刺灸法] 直刺1.0~1.5寸。

34. 梁丘　ST34　Liángqiū，郄穴
[定位] 屈膝，大腿前面，当髂前上棘与髌底外侧端的连线上，髌底上2寸。
[主治] 胃痛、膝肿痛、下肢不遂、乳痛、血尿。
[配伍] 配足三里、中脘治胃痛。
[刺灸法] 直刺1.0~1.2寸。

35. 犊鼻　ST35　Dúbí
[定位] 屈膝，在膝部，髌骨与髌韧带外侧凹陷中，又称外膝眼。
[主治] 膝痛、下肢麻痹、屈伸不利。
[配伍] 配阳陵泉、足三里治膝痛。
[刺灸法] 向后内斜刺0.5~1.0寸。不可过度提插捻转。

36. 足三里　ST36　Zúsānlǐ，合穴；胃下合穴；四总穴之一，"肚腹三里留"
[定位] 在小腿前外侧，当犊鼻下3寸，距胫骨前缘1横指（中指）。
[主治] 胃痛、呕吐、噎膈、腹胀、泄泻、痢疾、便秘、乳痛、肠痛、下肢痹痛、水肿、癫狂、脚气、虚劳羸瘦。
[配伍] 配中脘、梁丘治胃痛；配内关治呕吐；配气海治腹胀；配膻中、乳根治乳痛；配阳陵泉、悬钟治下肢痹痛。
[刺灸法] 直刺1~2寸。
[附注] 本穴有强壮作用，为保健要穴，常灸可强身健体。

37. 上巨虚　ST37　Shàngjùxū，大肠下合穴
[定位] 在小腿前外侧，当犊鼻下6寸，距胫骨前缘1横指（中指）。
[主治] 肠鸣、腹痛、泄泻、便秘、肠痛、下肢痿痹、脚气。
[配伍] 配天枢治泄泻。
[刺灸法] 直刺1~2寸。

38. 条口　ST38　Tiáokǒu
[定位] 在小腿前外侧，当犊鼻下8寸，距胫骨前缘1横指（中指）。
[主治] 脘腹疼痛、下肢痿痹、转筋、跗肿、肩臂痛。
[配伍] 配肩髃、肩髎治肩臂痛；透承山治肩周炎初期。
[刺灸法] 直刺1.0~1.5寸。

39. 下巨虚　ST39　Xiàjùxū，小肠下合穴
[定位] 在小腿前外侧，当犊鼻下9寸，距胫骨前缘1横指（中指）。
[主治] 小腹痛、泄泻、痢疾、乳痛、下肢痿痹。
[配伍] 配天枢、气海治腹痛。
[刺灸法] 直刺1.0~1.5寸。

40. 丰隆　ST40　Fēnglóng，络穴
[定位] 在小腿前外侧，当外踝尖上8寸，条口外1横指，距胫骨前缘2横指（中指）。
[主治] 头痛、眩晕、痰多咳嗽、呕吐、便秘、水肿、癫狂痫、下肢痿痹。
[配伍] 配风池治眩晕；配膻中、肺俞治痰多咳嗽。
[刺灸法] 直刺1.0~1.5寸。
[附注] 化痰要穴。

41. 解溪　ST41　Jiěxī，经穴
[定位] 在足背与小腿交界处的横纹中央凹陷处，当拇长伸肌腱与趾长伸肌腱之间。
[主治] 头痛、眩晕、癫狂、腹胀、便秘、下肢痿痹、足下垂。
[配伍] 配阳陵泉、悬钟治下肢痿痹。
[刺灸法] 直刺0.5~1.0寸。

42. 冲阳　ST42　Chōngyáng，原穴
[定位] 在足背，第2跖骨基底部与中间楔状骨关节处，可触及足背动脉处。
[主治] 口眼㖞斜、面肿、齿痛、癫狂痫、胃病、足痿无力。
[配伍] 配大椎、丰隆治癫狂痫。
[刺灸法] 避开动脉，直刺0.3~0.5寸。

43. 陷谷　ST43　Xiàngǔ，输穴
[定位] 在足背，当第2、第3跖骨结合部前方凹陷处。
[主治] 面目水肿、肠鸣腹痛、足背肿痛。
[配伍] 配上星、囟会、前顶、公孙治卒面肿。
[刺灸法] 直刺0.3~0.5寸；可灸。

44. 内庭　ST44　Nèitíng，荥穴
[定位] 足背第2、第3趾间趾蹼缘后方赤白肉际处。
[主治] 齿痛、咽喉肿病、口㖞、鼻衄、胃痛吐酸、腹胀、泄泻、痢疾、便秘、热病、足背肿痛。
[配伍] 配合谷治齿痛；配地仓、颊车治口㖞。
[刺灸法] 直刺或斜刺0.5~0.8寸。

45. 厉兑　ST45　Lìduì，井穴
[定位] 在足第2趾末节外侧，距趾甲角0.1寸。
[主治] 鼻衄、齿痛、咽喉肿痛、腹胀、热病、多梦、癫狂。
[配伍] 配内关、神门治多梦。
[刺灸法] 浅刺0.1寸。

第四章 足太阴脾经经络循行及穴位

原文： 脾足太阴之脉，起于大指之端，循指内侧白肉际，过核骨后，上内踝前廉，上腨内，循胫骨后，交出厥阴之前，上膝股内前廉，入腹，属脾络胃，上膈，挟咽，连舌本，散舌下；其支者，复从胃，别上膈，注心中。

语译： 起于足大趾末端（隐白），沿着大趾内侧赤白肉际，经过大趾本节后的第 1 跖趾关节后面，上行至内踝前面，再上腿肚，沿着胫骨后面，交出足厥阴经的前面，经膝股部内侧前缘，进入腹部，属于脾脏，联络胃，通过横膈上行，挟咽部两旁，连系舌根，分散于舌下。

胃部支脉： 向上通过横膈，流注于心中，与手少阴心经相接。

脾之大络，穴名大包，位在渊腋穴下 3 寸，分布于胸胁。

主要病候： 心悸，癫狂，疟疾，消谷善饥，腹胀，颜黑，大腹水肿，尿黄，衄血，汗出，口㖞斜，唇疹，颈肿，喉痹，经脉循行部位疼痛。

主治概要： 本经腧穴主治胃肠病、头面五官病、神志病、皮肤病、热病及经脉循行部位的其他病证。

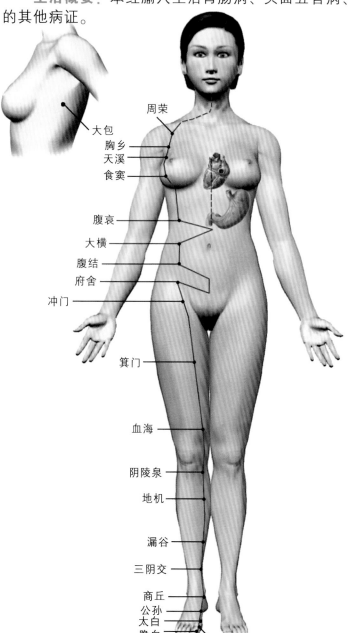

周荣
大包
胸乡
天溪
食窦
腹哀
大横
腹结
府舍
冲门
箕门
血海
阴陵泉
地机
漏谷
三阴交
商丘
公孙
太白
隐白
大都

1. 隐白　SP1　Yǐnbái，井穴
[定位] 在足大趾末节内侧，距趾甲角 0.1 寸。
[主治] 癫狂、多梦、惊风、腹胀、便血、尿血、月经过多、崩漏。
[配伍] 配地机、三阴交治出血症。
[刺灸法] 浅刺 0.1 寸。

---

2. 大都　SP2　Dàdū，荥穴
[定位] 在足内侧缘，当足大趾本节（第 1 跖趾关节）前下方赤白肉际凹陷处。
[主治] 腹胀、胃痛、呕吐、泄泻、便秘、热病。
[配伍] 配足三里治腹胀。
[刺灸法] 直刺 0.3~0.5 寸。

---

3. 太白　SP3　Tàibái，输穴；原穴
[定位] 在足内侧缘，当足大趾本节（第 1 跖骨关节）后下方赤白肉际凹陷处。
[主治] 胃痛、腹胀、肠鸣、泄泻、便秘、体重节痛。
[配伍] 配中脘、足三里治胃痛。
[刺灸法] 直刺 0.5~0.8 寸。

4. 公孙　SP4　Gōngsūn，络穴；八脉交会穴之一，通冲脉
[定位] 在足内侧缘，当第1跖骨基底部的前下方凹陷处。
[主治] 胃痛、呕吐、痛经、腹痛、泄泻、痢疾。
[配伍] 配中脘、内关治胃酸过多、胃痛；配次髎治痛经。
[刺灸法] 直刺0.8~1.2寸。

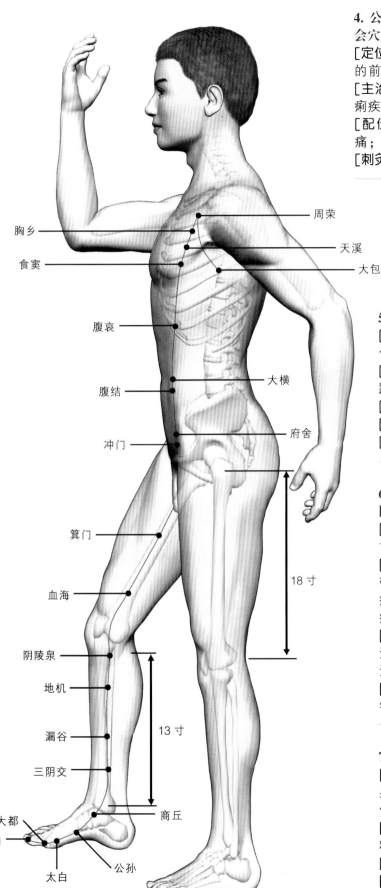

周荣
天溪
大包
胸乡
食窦
腹哀
大横
腹结
府舍
冲门
箕门
血海
阴陵泉
地机
漏谷
三阴交
商丘
大都
隐白
太白
公孙
18寸
13寸

5. 商丘　SP5　Shāngqiū，经穴
[定位] 在足内踝前下方凹陷中，当舟骨结节与内踝尖连线的中点处。
[主治] 腹胀、泄泻、便秘、黄疸、足踝痛。
[配伍] 配气海、足三里治腹胀肠鸣。
[刺灸法] 直刺0.5~0.8寸。
[附注] 治疗踝关节扭伤要穴。

6. 三阴交　SP6　Sānyīnjiāo，足太阴、少阴、厥阴经交会穴
[定位] 在小腿内侧，当足内踝尖上3寸，胫骨内侧缘后方。
[主治] 腹胀肠鸣、泄泻、月经不调、带下、阴挺、不孕、滞产、遗精、阳痿、遗尿、癃闭、疝气、失眠、下肢痿痹、脚气。
[配伍] 配足三里治肠鸣泄泻；配中极治月经不调；配子宫治阴挺；配大敦治疝气；配内关、神门治失眠。
[刺灸法] 直刺1.0~1.5寸，孕妇禁针。

7. 漏谷　SP7　Lòugǔ
[定位] 在小腿内侧，当内踝尖与阴陵泉的连线上，距内踝尖6寸，胫骨内侧缘后方。
[主治] 腹胀、肠鸣、小便不利、遗精、下肢痿痹。
[配伍] 配足三里治腹胀肠鸣。
[刺灸法] 直刺1.0~1.5寸。

8. 地机 SP8 Dìjī，郄穴
[定位] 在小腿内侧，当内踝尖与阴陵泉的连线上，阴陵泉下 3 寸。
[主治] 月经不调、崩漏、痛经、腹痛、泄泻、小便不利、水肿、遗精。
[配伍] 配三阴交治痛经；配隐白治崩漏。
[刺灸法] 直刺 1.0~1.5 寸。

9. 阴陵泉 SP9 Yīnlíngquán，合穴
[定位] 在小腿内侧，当胫骨内侧踝后下方凹陷处。
[主治] 腹胀、泄泻、水肿、黄疸、小便不利或失禁、膝痛。
[配伍] 配肝俞、至阳治黄疸；阴陵泉透阳陵泉治膝痛。
[刺灸法] 直刺 1~2 寸。
[附注] 利湿要穴。

10. 血海 SP10 Xuèhǎi
[定位] 在股前区，髌底内侧端上 2 寸，股内侧肌隆起处。
简便取穴法：患者屈膝，医者以左手掌心按于患者右膝髌骨上缘，2~5 指向上伸直，拇指约成 45°斜置，拇指尖下是穴。对侧取法仿此。
[主治] 月经不调、崩漏、经闭、瘾疹、湿疹、丹毒。
[配伍] 配三阴交治月经不调；配曲池治瘾疹。
[刺灸法] 直刺 1.0~1.5 寸。

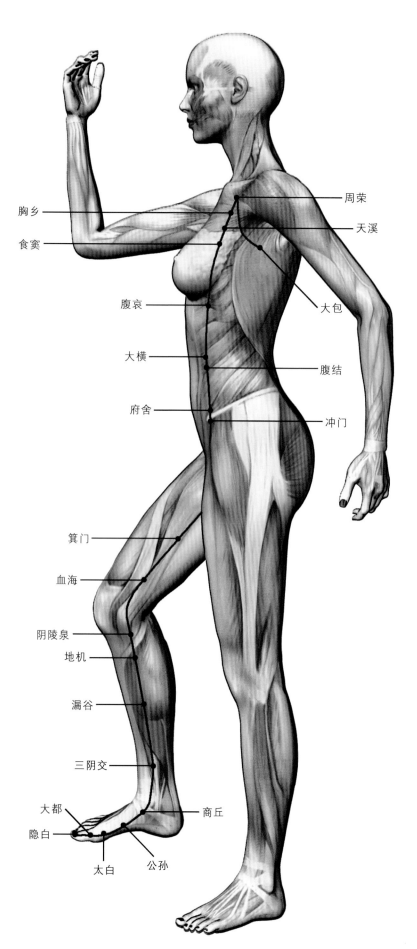

胸乡
食窦
腹哀
大横
府舍
箕门
血海
阴陵泉
地机
漏谷
三阴交
大都
隐白
太白
公孙
周荣
天溪
大包
腹结
冲门
商丘

11. 箕门 SP11 Jīmén
[定位] 在股前区，髌底内侧端与冲门的连线上 1/3 与下 2/3 交点，长收肌和缝匠肌交角的动脉搏动处。
[主治] 小便不利、遗尿、腹股沟肿痛。
[配伍] 配太冲治腹股沟疼痛。
[刺灸法] 深层之外方有股动、静脉，避开血管，直刺 0.5~1.0 寸。

12. 冲门 SP12 Chōngmén，足太阴、厥阴经交会穴
[定位] 在腹股沟区，腹股沟斜纹中髂外动脉搏动处的外侧。
[主治] 腹痛、疝气、崩漏、带下。
[配伍] 配大敦治疝气。
[刺灸法] 避开动脉，直刺 0.5~1.0 寸。

13. 府舍 SP13 Fǔshè，足太阴、厥阴经与阴维脉交会穴
[定位] 在下腹部，脐中下 4.3 寸，前正中线旁开 4 寸。
[主治] 腹痛、疝气、积聚。
[配伍] 配气海治腹痛。
[刺灸法] 直刺 1.0~1.5 寸。

14. 腹结 SP14 Fùjié
[定位] 在下腹部，大横下 1.3 寸，距前正中线 4 寸。
[主治] 腹痛、便秘、泄泻、疝气。
[配伍] 配气海、天枢治腹痛；配支沟治便秘。
[刺灸法] 直刺 1~2 寸。

15. 大横 SP15 Dàhéng，足太阴与阴维脉交会穴
[定位] 在腹中部，距脐中 4 寸。
[主治] 泄泻、便秘、腹痛。
[配伍] 配天枢、足三里治腹痛；配天枢、丰隆治肥胖。
[刺灸法] 直刺 1~2 寸。

16. 腹哀 SP16 Fùāi，足太阴与阴维脉交会穴
[定位] 在上腹部，当脐中上 3 寸，距前正中线 4 寸。
[主治] 消化不良、腹痛、便秘、痢疾。
[配合] 配气海治肠鸣。
[刺灸法] 直刺 1.0~1.5 寸。

17. 食窦 SP17 Shídòu
[定位] 在胸外侧部，当第 5 肋间隙，距前正中线 6 寸。
[主治] 胸胁胀痛、噫气、反胃、腹胀、水肿。
[配伍] 配膻中治胸胁胀痛。
[刺灸法] 斜刺或向外平刺 0.5~0.8 寸。
[附注] 本经食窦至大包诸穴，深部为肺脏，不可深刺。

18. 天溪 SP18 Tiānxī
[定位] 在胸外侧部，当第 4 肋间隙，距前正中线 6 寸。
[主治] 胸胁疼痛、咳嗽、乳痛、乳汁少。
[配伍] 配膻中治胸胁疼痛。
[刺灸法] 斜刺或向外平刺 0.5~0.8 寸。

19. 胸乡 SP19 Xiōngxiāng
[定位] 在胸外侧部，当第 3 肋间隙，距前正中线 6 寸。
[主治] 胸胁胀痛。
[配伍] 配膻中治胸胁胀痛。
[刺灸法] 斜刺或向外平刺 0.5~0.8 寸。

20. 周荣 SP20 Zhōuróng
[定位] 在胸外侧部，当第 2 肋间隙，距前正中线 6 寸。
[主治] 咳嗽、气逆、胸胁胀满。
[配伍] 配膻中治胸胁胀满。
[刺灸法] 斜刺或向外平刺 0.5~0.8 寸。

21. 大包 SP21 Dàbāo，脾之大络
[定位] 在侧胸部，腋中线上，当第 6 肋间隙处。
[主治] 气喘、胸胁痛、全身疼痛、四肢无力。
[配伍] 配足三里治四肢无力。
[刺灸法] 斜刺或向后平刺 0.5~0.8 寸。

第五章　手少阴心经经络循行及穴位

原文：心手少阴之脉，起于心中，出属心系，下膈，络小肠；其支者，从心系上挟咽，系目系；其直者，复从心系却上肺，下出腋下，下循臑内后廉，行太阴、心主之后，下肘内，循臂内后廉，抵掌后锐骨之端，入掌内后廉；循小指之内，出其端。

语译：起于心中，出属"心系"（心与其他脏器相连系的部位），通过横膈，联络小肠；

"心系"向上的脉：挟着咽喉上行，连系于"目系"（眼球连系于脑的部位）；

"心系"直行的脉：上行于肺部，再向下出于腋窝部（极泉），沿着上臂内侧后缘，行于手太阴经和手厥阴经的后面，到达肘窝，沿前臂内侧后缘，至掌后豌豆骨部，进入掌内。沿小指内侧至末端（少冲），与手太阳小肠经相接。

主要病候：心痛，嗌干，口渴，目黄，胁痛，臑臂内后廉痛厥，掌中热。

主治概要：本经腧穴主治心、胸部疾病、神志病证及经脉循行部位的其他病证。

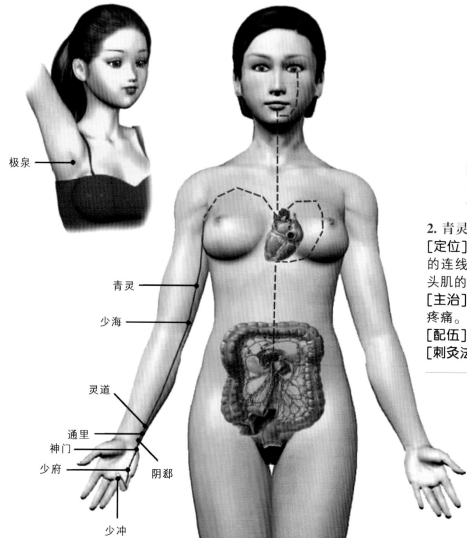

1. 极泉　HT1　Jíquán
[定位] 在腋窝顶点，腋动脉搏动处。
[主治] 心痛、咽干烦渴、胁肋疼痛、瘰疬、肩臂疼痛。
[配伍] 配肩髃、曲池治肩臂痛。
[刺灸法] 避开腋动脉，直刺或斜刺 0.3~0.5 寸。

2. 青灵　HT2　Qīnglíng
[定位] 在臂内侧，当极泉与少海的连线上，肘横纹上3寸，肱二头肌的内侧沟中。
[主治] 头痛、目黄、胁痛、肩臂疼痛。
[配伍] 配肩髃、曲池治肩臂痛。
[刺灸法] 直刺 0.5~1.0 寸。

3. 少海　HT3　Shàohǎi，合穴
[定位] 屈肘成直角，当肘横纹内侧端与肱骨内上髁连线的中点处。
[主治] 心痛、心悸、肘臂挛痛、瘰疬、腋胁痛。
[配伍] 配曲池治肘臂挛痛。
[刺灸法] 直刺 0.5~1.0 寸。

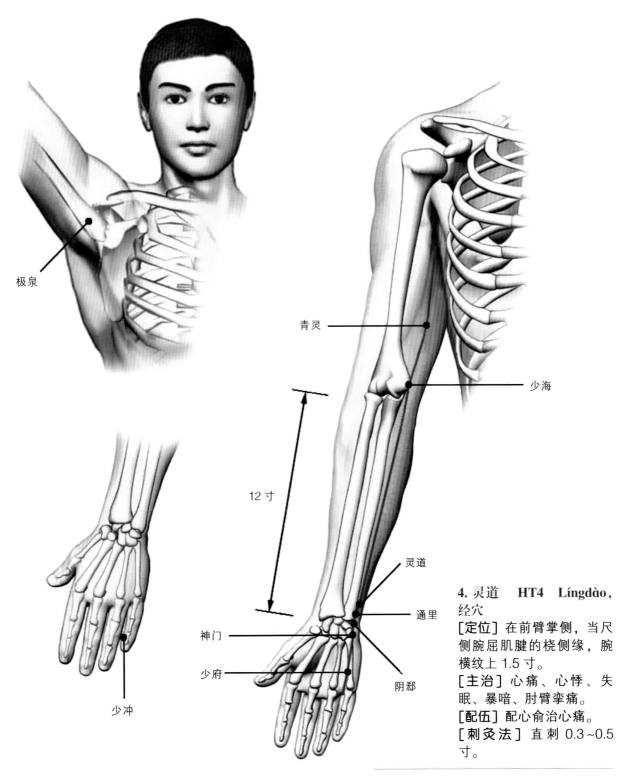

极泉

青灵

少海

12 寸

灵道

通里

神门

少府

阴郄

少冲

4. 灵道　HT4　Língdào，经穴
[定位] 在前臂掌侧，当尺侧腕屈肌腱的桡侧缘，腕横纹上 1.5 寸。
[主治] 心痛、心悸、失眠、暴喑、肘臂挛痛。
[配伍] 配心俞治心痛。
[刺灸法] 直刺 0.3～0.5寸。

5. 通里　HT5　Tōnglǐ，络穴
[定位] 在前臂掌侧，当尺侧腕屈肌腱的桡侧缘，腕横纹上 1 寸。
[主治] 心悸、心痛、暴喑、舌强不语、腕臂痛。
[配伍] 配廉泉、哑门治不语。
[刺灸法] 直刺 0.3~0.5 寸。

6. 阴郄　HT6　Yīnxì，郄穴
[定位] 在前臂掌侧，当尺侧腕屈肌腱的桡侧缘，腕横纹上 0.5 寸。
[主治] 心痛、惊悸、骨蒸盗汗、吐血、衄血、暴喑。
[配伍] 配心俞、巨阙治心痛；配复溜、后溪治阴虚盗汗。
[刺灸法] 直刺 0.3~0.5 寸。

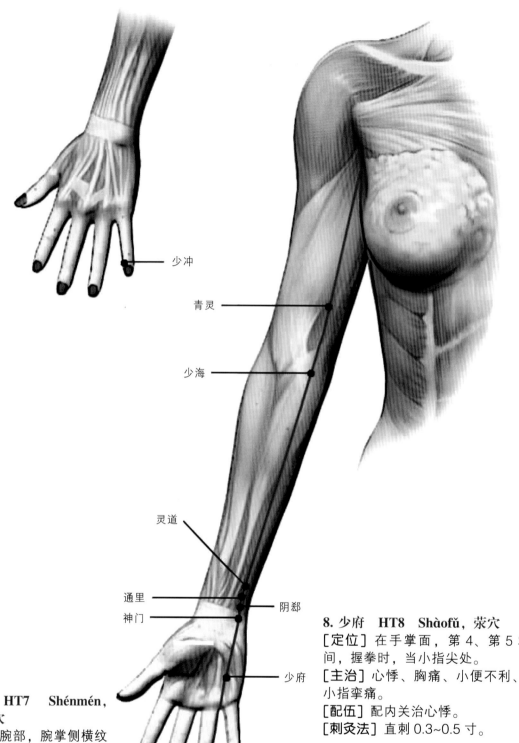

少冲

青灵

少海

灵道

通里

阴郄

神门

少府

8. 少府　HT8　Shàofǔ，荥穴

[定位] 在手掌面，第 4、第 5 掌骨之间，握拳时，当小指尖处。

[主治] 心悸、胸痛、小便不利、遗尿、小指挛痛。

[配伍] 配内关治心悸。

[刺灸法] 直刺 0.3~0.5 寸。

9. 少冲　HT9　Shàochōng，井穴

[定位] 在小指末节桡侧，距指甲角 0.1 寸。

[主治] 心悸、心痛、胸胁痛、癫狂、热病、昏迷。

[配伍] 配太冲、中冲、大椎治热病、昏迷。

[刺灸法] 浅刺 0.1 寸或点刺出血。

7. 神门　HT7　Shénmén，输穴；原穴

[定位] 在腕部，腕掌侧横纹尺侧端，尺侧腕屈肌腱的桡侧凹陷处。

[主治] 心痛、心烦、惊悸、怔忡、健忘、失眠、癫狂痫、胸胁痛。

[配伍] 配内关、心俞治心痛；配内关、三阴交治健忘、失眠。

[刺灸法] 直刺 0.3~0.5 寸。

第六章 手太阳小肠经经络循行及穴位

原文：小肠手太阳之脉，起于小指之端，循手外侧上腕，出踝中，直上循臂骨下廉，出肘内侧两骨之间，上循臑外后廉，出肩解，绕肩胛，交肩上，入缺盆，络心，循咽下膈，抵胃，属小肠；其支者，从缺盆循颈上颊，至目锐眦，却入耳中；其支者，别颊上䪼，抵鼻，至目内眦，斜络于颧。

语译：起于小指外侧端（少泽），沿着手背外侧至腕部，出于尺骨茎突，直上沿着前臂外侧后缘，经尺骨鹰嘴与肱骨内上髁之间，沿上臂外侧后缘，出于肩关节，绕行肩胛部，交会于大椎（督脉），向下进入缺盆部，联络心脏，沿着食管通过横膈，到达胃部，属于小肠。

缺盆部支脉：沿着颈部，上达面颊，至目外眦，转入耳中（听宫）。

颊部支脉：上行目眶下，抵于鼻旁，至目内眦（睛明），与足太阳膀胱经相接，而又斜行络于颧骨部。

主要病候：耳聋，目黄，嗌痛，颌、颊肿，肩、臑、肘臂外后廉痛。

主治概要：本经腧穴主治头面五官病、热病、神志病及经脉循行部位的其他病证。

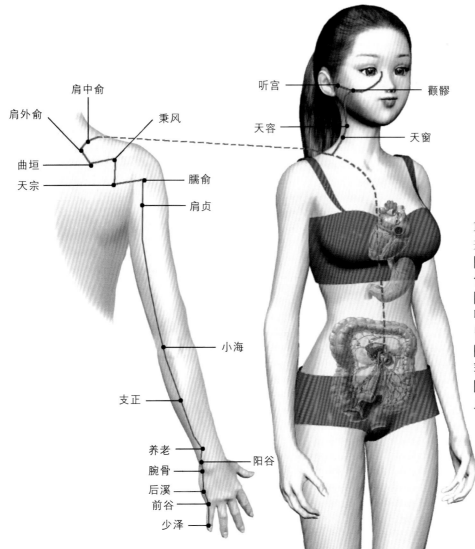

1. 少泽　SI1　Shàozé，井穴
[定位] 在小指末节尺侧，距指甲角 0.1 寸。
[主治] 头痛、目翳、咽喉肿痛、乳痈、乳汁少、昏迷、热病。
[配伍] 配膻中、乳根治乳汁少、乳痈。
[刺灸法] 浅刺 0.1 寸或点刺出血。

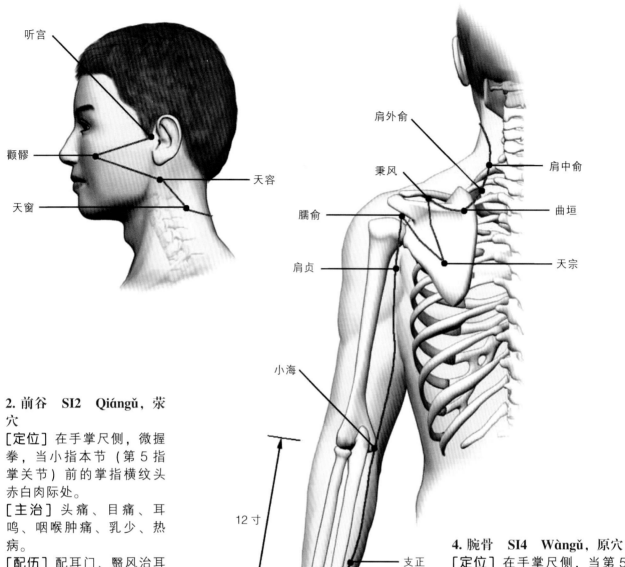

听宫

颧髎

天窗

天容

肩外俞

秉风

臑俞

肩贞

肩中俞

曲垣

天宗

小海

12 寸

支正

养老

阳谷

腕骨

后溪

前谷

少泽

2. 前谷　SI2　Qiángǔ，荥穴

[定位] 在手掌尺侧，微握拳，当小指本节（第 5 指掌关节）前的掌指横纹头赤白肉际处。

[主治] 头痛、目痛、耳鸣、咽喉肿痛、乳少、热病。

[配伍] 配耳门、翳风治耳鸣。

[刺灸法] 直刺 0.3~0.5 寸。

3. 后溪　SI3　Hòuxī，输穴；八脉交会穴之一，通督脉

[定位] 在手掌尺侧，微握拳，当小指本节（第 5 指掌关节）后的远侧掌横纹头赤白肉际处。

[主治] 头项强痛、目赤、耳聋、咽喉肿痛、腰背痛、癫狂痫、疟疾、手指及肘臂挛痛。

[配伍] 配列缺、悬钟治项强痛；配人中治急性腰扭伤。

[刺灸法] 直刺 0.5~1.0 寸。

4. 腕骨　SI4　Wàngǔ，原穴

[定位] 在手掌尺侧，当第 5 掌骨基底与钩骨之间的凹陷处。

[主治] 头项强痛、耳鸣、目翳、黄疸、热病、疟疾、指挛腕痛。

[配伍] 配阳陵泉、肝俞、胆俞治黄疸。

[刺灸法] 直刺 0.3~0.5 寸。

5. 阳谷　SI5　Yánggǔ，经穴

[定位] 在手腕尺侧，当尺骨茎突与三角骨之间的凹陷处。

[主治] 头痛、目眩、耳鸣、耳聋、热病、癫狂痫、腕痛。

[配伍] 配阳池治腕痛。

[刺灸法] 直刺 0.3~0.5 寸。

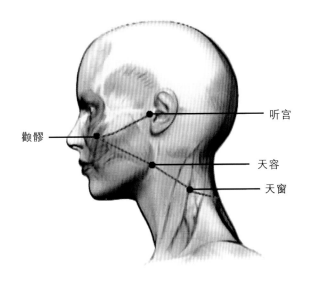

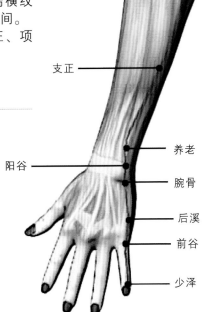

6. 养老　SI6　Yǎnglǎo，郄穴
[定位] 在前臂后区，腕背横纹上 1 寸，尺骨桡侧凹缘中。
[主治] 目视不明，耳鸣、耳聋，肩、背、肘、臂酸痛。
[配伍] 配太冲、足三里治目视不明，配听宫治耳鸣、耳聋。
[刺灸法] 直刺或斜刺 0.5~0.8 寸。

7. 支正　SI7　Zhīzhèng，络穴
[定位] 在前臂后区，腕背侧远端横纹上 5 寸，尺骨尺侧与尺侧腕屈肌之间。
[主治] 头痛、目眩、热病、癫狂、项强、肘臂酸痛。
[配伍] 配合谷治头痛。
[刺灸法] 直刺或斜刺 0.5~0.8 寸。

8. 小海　SI8　Xiǎohǎi，合穴
[定位] 在肘内侧，当尺骨鹰嘴与肱骨内上髁之间凹陷处。
[主治] 肘臂疼痛，上肢麻木、不遂、癫痫。
[配伍] 配手三里治肘臂疼痛。
[刺灸法] 直刺 0.3~0.5 寸。在尺神经沟中，有尺神经本干经过，针感可传至小指。

9. 肩贞　SI9　Jiānzhēn
[定位] 在肩关节后下方，臂内收时，腋后纹头上 1 寸。
[主治] 肩臂疼痛、上肢不遂、瘰疬、耳鸣。
[配伍] 配肩髃、肩髎治肩周炎；配肩髎、曲池、肩井、手三里、合谷治上肢不遂。
[刺灸法] 直刺 1.0~1.5 寸。

10. 臑俞　SI10　Nàoshū，手、足太阳，阳维脉与阳跷脉交会穴

[定位] 在肩部，当腋后纹头直上，肩胛冈下缘凹陷中。

[主治] 肩臂疼痛、瘰疬。

[配伍] 配肩髃、曲池治肩臂疼痛；曲池透臑俞治瘰疬。

11. 天宗　SI11　Tiānzōng

[定位] 在肩胛区，肩胛冈中点与肩胛下角连线上 1/3 与下 2/3 交角凹陷中。

[主治] 肩胛疼痛、气喘、乳痈。

[配伍] 配肩外俞治肩胛痛；配膻中、足三里治乳痈。

[刺灸法] 直刺或斜刺 0.5~1.0 寸。

12. 秉风　SI12　Bǐngfēng，手三阳、足少阳经交会穴

[定位] 在肩胛部，冈上窝中央，天宗直上，举臂有凹陷处。

[主治] 肩胛疼痛、上肢酸麻。

[配伍] 配天宗治肩胛疼痛。

[刺灸法] 直刺或斜刺 0.5~1.0 寸。

13. 曲垣　SI13　Qūyuán

[定位] 在肩胛区，肩胛冈内侧端上缘凹陷中。

[主治] 肩胛疼痛。

[配伍] 配天宗、秉风治肩胛疼痛。

[刺灸法] 直刺或斜刺 0.5~1.0 寸。

14. 肩外俞　SI14　Jiānwàishū

[定位] 在背部，当第 1 胸椎棘突下，旁开 3 寸。

[主治] 肩背疼痛、颈项强急。

[配伍] 配肩中俞、大椎、列缺治肩背疼痛。

[刺灸法] 斜刺 0.5~0.8 寸。

15. 肩中俞　SI15　Jiānzhōngshū

[定位] 在背部，当第 7 颈椎棘突下，旁开 2 寸。

[主治] 咳嗽、气喘、肩背疼痛、目视不明。

[配伍] 配肩外俞、大椎治肩背疼痛。

16. 天窗　SI16　Tiānchuāng

[定位] 在颈外侧部，胸锁乳突肌的后缘，扶突后，与喉结相平。

[主治] 耳鸣、耳聋、咽喉肿痛、颈项强痛、暴喑。

[配伍] 配列缺治颈项强痛。

[刺灸法] 直刺 0.5~1.0 寸。

17. 天容　SI17　Tiānróng

[定位] 在颈外侧部，当下颌角的后方，胸锁乳突肌的前缘凹陷中。

[主治] 耳鸣、耳聋、咽喉肿痛、颈项强痛。

[配伍] 配列缺治颈项强痛；配少商治咽喉肿痛。

[刺灸法] 前方有颈外浅静脉，颈内动、静脉，避开血管，直刺 0.5~1.0 寸。

18. 颧髎　SI18　Quánliáo，手少阳、太阳经交会穴

[定位] 在面部，当目外眦直下，颧骨下缘凹陷处。

[主治] 口眼㖞斜、眼睑𥆧动、齿痛、颊肿。

[配伍] 配地仓、颊车治口㖞；配合谷治齿痛。

[刺灸法] 直刺 0.3~0.5 寸，斜刺或平刺 0.5~1.0 寸。

19. 听宫　SI19　Tīnggōng，手、足少阳与手太阳经交会穴

[定位] 在面部，耳屏正中前，下颌骨髁状突的后方，张口时呈凹陷处。

[主治] 耳鸣、耳聋、聤耳、齿痛、癫狂痫。

[配伍] 配翳风、中渚治耳鸣、耳聋。

[刺灸法] 张口，直刺 1.0~1.5 寸。

[附注] 按经络循行"其支者，从缺盆循颈上颊，至目锐眦，却入耳中；其支者，别颊上䪼，抵鼻，至目内眦，斜络于颧"。本穴应为小肠经第18穴，而颧髎则应为本经最后一穴。

第七章　足太阳膀胱经经络循行及穴位

原文：膀胱足太阳之脉，起于目内眦，上额，交巅；其支者，从巅至耳上角；其直者，从巅入络脑，还出别下项，循肩膊内，挟脊抵腰中，入循膂，络肾属膀胱；其支者，从腰中下挟脊，贯臀，入腘中；其支者，从膊内左右别下贯胛，挟脊内，过髀枢，循髀外后廉下合腘中，以下贯腨内，出外踝之后，循京骨，至小指外侧。

语译：起于目内眦（睛明），上额交会于巅顶（百会，属督脉）。

巅顶部支脉：从头顶到颞颥部。

巅顶部直行的脉：从头顶入里联络于脑，回出分开下行项后，沿着肩胛部内侧，挟着脊柱，到达腰部，从脊旁肌肉进入体腔，联络肾脏，属于膀胱。

腰部的支脉：向下通过臀部，进入腘窝中。

后项的支脉：通过肩胛内缘直下，经过臀部（环跳，属足少阳胆经）下行，沿着大腿后外侧，与腰部下来的支脉会合于腘窝中。从此向下，通过腓肠肌，出于外踝的后面，沿着第5跖骨粗隆，至小趾外侧端（至阴），与足少阴肾经相接。

主要病候：小便不通，遗尿，癫狂，目痛，鼻塞多涕，头痛，项、臂、腰、股、臀部及下肢后侧本经循行部位疼痛。

主治概要：本经腧穴主治头面五官病，项、背、腰、下肢部病证及神志病；位于背部两条侧线的背俞穴及其他腧穴主治相应的脏腑病证和有关的组织器官病证。

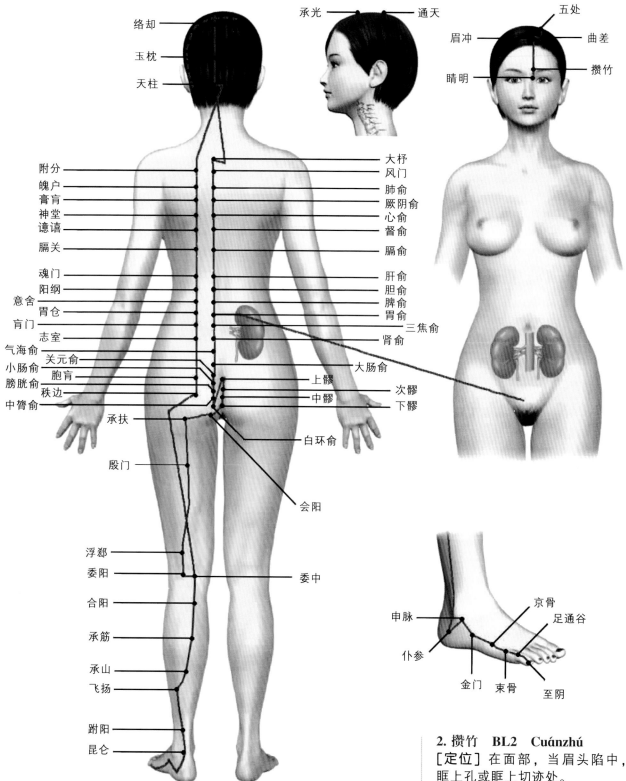

络却　玉枕　天柱　承光　通天　五处　眉冲　曲差　晴明　攒竹

附分　魄户　膏肓　神堂　譩譆　膈关　魂门　阳纲　意舍　胃仓　肓门　志室　气海俞　关元俞　小肠俞　胞肓　膀胱俞　秩边　中膂俞

大杼　风门　肺俞　厥阴俞　心俞　督俞　膈俞　肝俞　胆俞　脾俞　胃俞　三焦俞　肾俞　大肠俞　上髎　次髎　中髎　下髎　白环俞

承扶　殷门　会阳　浮郄　委阳　合阳　承筋　承山　飞扬　跗阳　昆仑

委中

申脉　仆参　金门　京骨　足通谷　束骨　至阴

1. 晴明　BL1　Jīngmíng，手足太阳、足阳明、阴跷、阳跷五脉交会穴

[定位] 在面部，目内眦角稍上方凹陷处。

[主治] 目赤肿痛、流泪、视物不明、目眩、近视、夜盲、色盲。

[配伍] 配球后、光明治视物不明。

[刺灸法] 嘱患者闭目，医者押手轻推眼球向外侧固定，刺手缓慢进针，紧靠眶缘直刺 0.5~1.0 寸。不捻转，不提插（或只轻微地捻转和提插）。出针后按压针孔片刻，以防出血。本穴禁灸。

2. 攒竹　BL2　Cuánzhú

[定位] 在面部，当眉头陷中，眶上孔或眶上切迹处。

[主治] 头痛、口眼㖞斜、目视不明、流泪、目赤肿痛、眼睑瞤动、眉棱骨痛、眼睑下垂。

[配伍] 配阳白治口眼㖞斜；透鱼腰或丝竹空治眼睑下垂、目不能闭合。

[刺灸法] 向下平刺 0.3~0.5 寸或向外透刺。禁灸。

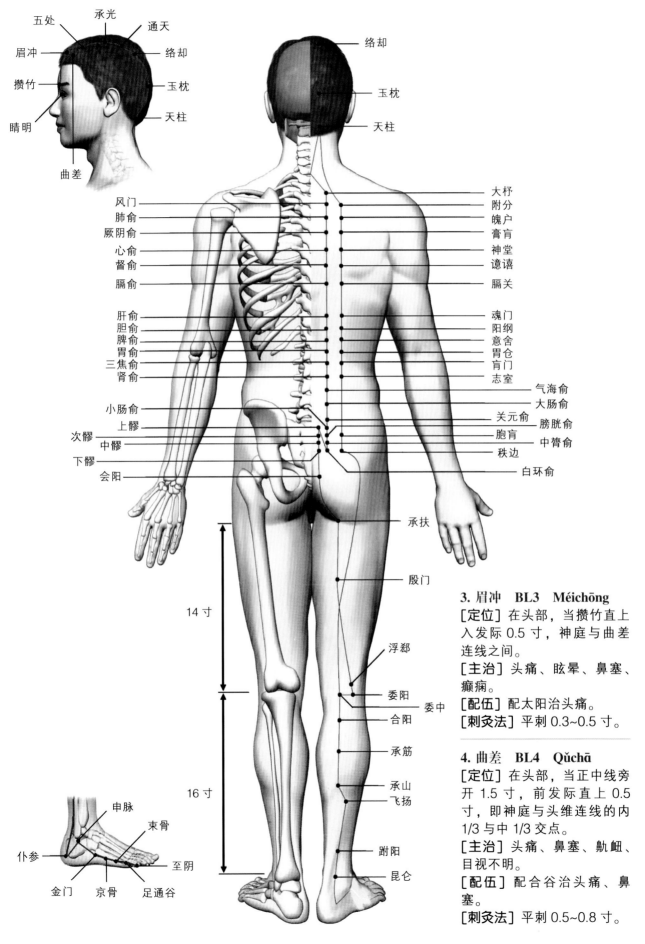

3. 眉冲　BL3　Méichōng
[定位] 在头部，当攒竹直上入发际 0.5 寸，神庭与曲差连线之间。
[主治] 头痛、眩晕、鼻塞、癫痫。
[配伍] 配太阳治头痛。
[刺灸法] 平刺 0.3~0.5 寸。

4. 曲差　BL4　Qǔchā
[定位] 在头部，当正中线旁开 1.5 寸，前发际直上 0.5 寸，即神庭与头维连线的内 1/3 与中 1/3 交点。
[主治] 头痛、鼻塞、鼽衄、目视不明。
[配伍] 配合谷治头痛、鼻塞。
[刺灸法] 平刺 0.5~0.8 寸。

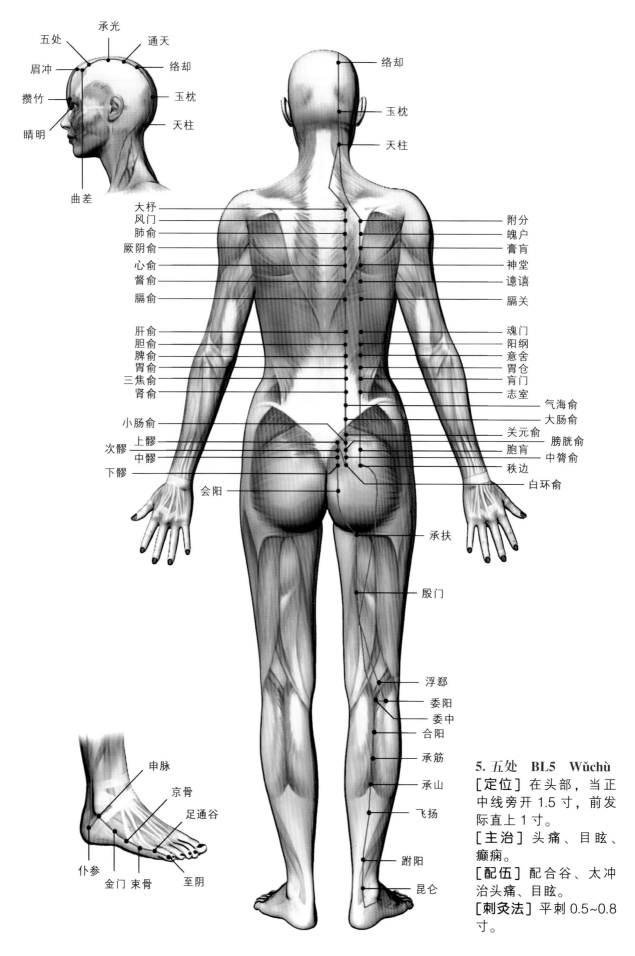

五处　承光　通天
眉冲　络却
攒竹　玉枕
睛明　天柱
曲差

络却
玉枕
天柱

大杼
风门
肺俞
厥阴俞
心俞
督俞
膈俞

肝俞
胆俞
脾俞
胃俞
三焦俞
肾俞

小肠俞
上髎
次髎
中髎
下髎
会阳

附分
魄户
膏肓
神堂
譩譆
膈关

魂门
阳纲
意舍
胃仓
肓门
志室

气海俞
大肠俞
关元俞
胞肓
中膂俞
秩边
白环俞

膀胱俞

承扶

殷门

浮郄
委阳
委中
合阳
承筋
承山
飞扬

跗阳

昆仑

申脉
京骨
足通谷

仆参
金门　束骨　至阴

5. 五处　BL5　Wǔchù
[定位] 在头部，当正中线旁开 1.5 寸，前发际直上 1 寸。
[主治] 头痛、目眩、癫痫。
[配伍] 配合谷、太冲治头痛、目眩。
[刺灸法] 平刺 0.5~0.8 寸。

6. 承光　BL6　Chéngguāng

[定位] 在头部，当正中线旁开1.5寸，前发际直上2.5寸。

[主治] 头痛、目眩、鼻塞、热病。

[配伍] 配百会治头痛。

[刺灸法] 平刺0.3~0.5寸。

7. 通天　BL7　Tōngtiān

[定位] 在头部，当正中线旁开1.5寸，前发际直上4寸。

[主治] 头痛、眩晕、鼻塞、鼻衄、鼻渊。

[配伍] 配迎香、合谷治鼻疾。

[刺灸法] 平刺0.3~0.5寸。

8. 络却　BL8　Luòquè

[定位] 在头部，当正中线旁开1.5寸，前发际直上5.5寸。

[主治] 头晕、目视不明、耳鸣。

[配伍] 配风池治头晕。

[刺灸法] 平刺0.3~0.5寸。

9. 玉枕　BL9　Yùzhěn

[定位] 在后头部，当后发际正中直上2.5寸，旁开1.3寸平枕外隆突上缘的凹陷处。

[主治] 头项痛、目痛、鼻塞。

[配伍] 配大椎治头项痛。

[刺灸法] 平刺0.3~0.5寸。

10. 天柱　BL10　Tiānzhù

[定位] 在项部大筋（斜方肌）外缘之后入发际0.5寸，约当后发际正中旁开1.3寸。

[主治] 头痛、项强、鼻塞、癫狂痫、肩背痛、热病。

[配伍] 配大椎治头痛、项强。

[刺灸法] 直刺或斜刺0.5~0.8寸，不可向内上方深刺，以免伤及延髓。

11. 大杼　BL11　Dàzhù，八会穴之骨会；手足太阳经交会穴

[定位] 在背部，当第1胸椎棘突下，旁开1.5寸。

[主治] 咳嗽、发热、项强、肩背痛。

[配伍] 配肩中俞、肩外俞治肩背痛。

[刺灸法] 斜刺0.5~0.8寸。

12. 风门　BL12　Fēngmén，足太阳经、督脉交会穴

[定位] 在背部，当第2胸椎棘突下，旁开1.5寸。

[主治] 伤风、咳嗽、发热头痛、项强、胸背痛、痤疮。

[配伍] 配肺俞、大椎治咳嗽气喘；配合谷治伤风咳嗽；配合谷、曲池、血海治痤疮。

[刺灸法] 斜刺0.5~0.8寸，或点刺拔罐出血。

13. 肺俞　BL13　Fèishū，肺的背俞穴

[定位] 在背部，当第3胸椎棘突下，旁开1.5寸。

[主治] 咳嗽、气喘、吐血、骨蒸、潮热、盗汗、鼻塞。

[配伍] 配风门、定喘治咳喘；配合谷、迎香治鼻疾。

[刺灸法] 斜刺0.5~0.8寸。

14. 厥阴俞　BL14　Juéyīnshū，心包背俞穴

[定位] 在背部，当第4胸椎棘突下，旁开1.5寸。

[主治] 咳嗽、心痛、胸闷、呕吐。

[配伍] 配内关治心痛、心悸。

[刺灸法] 斜刺0.5~0.8寸。

15. 心俞　BL15　Xīnshū，心的背俞穴

[定位] 在背部，当第5胸椎棘突下，旁开1.5寸。

[主治] 心痛、惊悸、咳嗽、吐血、失眠、健忘、盗汗、梦遗、癫痫。

[配伍] 配巨阙、内关治心痛、惊悸；配内关、神门治失眠、健忘。

[刺灸法] 斜刺0.5~0.8寸。

16. 督俞　BL16　Dūshū

[定位] 在背部，当第6胸椎棘突下，旁开1.5寸。

[主治] 心痛、胸闷、腹痛、寒热、气喘。

[配伍] 配内关治心痛、胸闷。

[刺灸法] 斜刺0.5~0.8寸。

17. 膈俞　BL17　Géshū，八会穴之血会

[定位] 在背部，当第7胸椎棘突下，旁开1.5寸。

[主治] 呕吐、呃逆、气喘、咳嗽、吐血、潮热、盗汗。

[配伍] 配内关、足三里治呕吐、呃逆；配足三里、三阴交、膏肓治贫血。

[刺灸法] 斜刺0.5~0.8寸。

18. 肝俞　BL18　Gānshū，肝的背俞穴

[定位] 在背部，当第9胸椎棘突下，旁开1.5寸。

[主治] 黄疸、胁痛、吐血、目赤、目眩、雀目、癫狂痫、脊背痛。

[配伍] 配支沟、阳陵泉治胁痛；配太冲治目眩。

[刺灸法] 斜刺0.5~0.8寸。

19. 胆俞　BL19　Dǎnshū，胆的背俞穴

[定位] 在背部，当第10胸椎棘突下，旁开1.5寸。

[主治] 黄疸、口苦、胁痛、肺痨、潮热。

[配伍] 配阳陵泉、太冲治胆道疾病。

[刺灸法] 斜刺0.5~0.8寸。

20. 脾俞　BL20　Píshū，脾的背俞穴

[定位] 在背部，当第11胸椎棘突下，旁开1.5寸。

[主治] 腹胀、黄疸、呕吐、泄泻、痢疾、背痛。

[配伍] 配足三里治腹泻、便秘。

[刺灸法] 斜刺0.5~0.8寸。

21. 胃俞　BL21　Wèishū，胃的背俞穴

[定位] 在背部，当第12胸椎

棘突下，旁开 1.5 寸。

[主治] 胸胁痛、胃脘痛、呕吐、腹胀、肠鸣。

[配伍] 配中脘、梁丘治胃痛。

[刺灸法] 斜刺 0.5~0.8 寸。

22. 三焦俞 BL22 Sānjiāo shū, 三焦背俞穴

[定位] 在腰部，当第 1 腰椎棘突下，旁开 1.5 寸。

[主治] 腹胀、呕吐、泄泻、腰背强痛。

[配伍] 配气海、足三里治肠鸣、腹胀。

[刺灸法] 直刺 0.5~1.0 寸。

23. 肾俞 BL23 Shènshū, 肾的背俞穴

[定位] 在腰部，当第 2 腰椎棘突下，旁开 1.5 寸。

[主治] 遗尿、遗精、阳痿、月经不调、白带、水肿、耳鸣、耳聋、健忘、腰痛。

[配伍] 配太溪、三阴交治月经不调；配翳风、耳门治耳鸣、耳聋。

[刺灸法] 直刺 0.5~1.0 寸。

24. 气海俞 BL24 Qìhǎishū

[定位] 在腰部，当第 3 腰椎棘突下，旁开 1.5 寸。

[主治] 肠鸣腹胀、痔漏、痛经、腰痛。

[配伍] 配足三里、天枢治腹胀、肠鸣。

[刺灸法] 直刺 0.5~1.0 寸。

25. 大肠俞 BL25 Dàchángshū, 大肠背俞穴

[定位] 在腰部，当第 4 腰椎棘突下，旁开 1.5 寸。

[主治] 腹胀、泄泻、便秘、腰痛。

[配伍] 配气海、足三里、支沟治便秘。

[刺灸法] 直刺 0.8~1.2 寸。

26. 关元俞 BL26 Guānyuán shū

[定位] 在腰部，当第 5 腰椎棘突下，旁开 1.5 寸。

[主治] 腹胀、泄泻、小便频数或不利、遗尿、腰痛。

[配伍] 配气海治腹胀。

[刺灸法] 直刺 0.8~1.2 寸。

27. 小肠俞 BL27 Xiǎochángshū, 小肠背俞穴

[定位] 在骶部，当骶正中嵴旁 1.5 寸，平第 1 骶后孔。

[主治] 遗精、白带、小腹胀痛、泄泻、腰腿疼。

[配伍] 配天枢、足三里、上巨虚、关元治腹胀、痢疾、便秘；配肾俞、三阴交、三焦俞、关元、曲泉治泌尿系结石。

[刺灸法] 直刺或斜刺 0.8~1.0 寸；灸 3~7 壮。

28. 膀胱俞 BL28 Pángguāngshū, 膀胱背俞穴

[定位] 在骶部，当骶正中嵴旁 1.5 寸，平第 2 骶后孔。

[主治] 小便不利、遗尿、泄泻、便秘、腰脊强痛。

[配伍] 配肾俞治小便不利。

[刺灸法] 直刺或斜刺 0.8~1.2 寸。

29. 中膂俞 BL29 Zhōnglǚshū

[定位] 在骶部，当骶正中嵴旁 1.5 寸，平第 3 骶后孔。

[主治] 泄泻、疝气、腰脊强痛。

[配伍] 配大敦治疝气。

[刺灸法] 直刺 1.0~1.5 寸。

30. 白环俞 BL30 Báihuánshū

[定位] 在骶部，当骶正中嵴旁 1.5 寸，平第 4 骶后孔。

[主治] 遗尿、疝气、遗精、月经不调、白带、腰部疼痛。

[配伍] 配三阴交、肾俞治遗尿、月经不调。

[刺灸法] 直刺 1.0~1.5 寸。

31. 上髎 BL31 Shàngliáo

[定位] 在骶部，当髂后上棘与正中线之间，适对第 1 骶后孔处。

[主治] 大小便不利、月经不调、带下、阴挺、遗精、阳痿、腰痛。

[配伍] 配三阴交、中极治小便不利。

[刺灸法] 直刺 1.0~1.5 寸。

32. 次髎 BL32 Cìliáo

[定位] 在骶部，当髂后上棘内下方，适对第 2 骶后孔处。

[主治] 疝气、月经不调、痛经、带下、小便不利、遗精、腰痛、下肢痿痹。

[配伍] 配三阴交、中极、肾俞治遗尿；配公孙治痛经。

[刺灸法] 直刺 1.0~1.5 寸，不可过度深刺。

33. 中髎 BL33 Zhōngliáo

[定位] 在骶部，当次髎下内方，适对第 3 骶后孔处。

[主治] 便秘、泄泻、小便不利、月经不调、带下、腰痛。

[配伍] 配足三里治便秘。

[刺灸法] 直刺 1.0~1.5 寸。

34. 下髎 BL34 Xiàliáo

[定位] 在骶部，当中髎下内方，适对第 4 骶后孔处。

[主治] 腹痛、便秘、小便不利、带下、腰痛。

[配伍] 配气海治腹痛。

[刺灸法] 直刺 1.0~1.5 寸。

35. 会阳 BL35 Huìyáng

[定位] 在骶部，尾骨端旁开 0.5 寸。

[主治] 泄泻、便血、痔疾、阳痿、带下。

[配伍] 配承山治痔疾。

[刺灸法] 直刺 1.0~1.5 寸。

36. 承扶 BL36 Chéngfú

[定位] 在大腿后面，臀下横纹的中点。

[主治] 腰、骶、臀、股部疼痛，痔疾。

[配伍] 配委中治坐骨神经痛。

[刺灸法] 直刺 1.0~2.0 寸。

37. 殷门　BL37　Yīnmén

[定位] 在大腿后面，当承扶与委中的连线上，承扶下 6 寸。

[主治] 腰痛、下肢痿痹。

[配伍] 配大肠俞治腰痛。

[刺灸法] 直刺 1.0~2.0 寸。

38. 浮郄　BL38　Fúxì

[定位] 在腘横纹外侧端，委阳上 1 寸，股二头肌腱的内侧。

[主治] 便秘、股腘部疼痛、麻木。

[配伍] 配承山治下肢痿痹。

[刺灸法] 直刺 1.0~1.5 寸。

39. 委阳　BL39　Wěiyáng，三焦下合穴

[定位] 在腘横纹外侧端，当股二头肌腱的内侧。

[主治] 腹满、小便不利、腰脊强痛、腿足挛痛。

[配伍] 配三焦俞、肾俞治小便不利。

[刺灸法] 直刺 1.0~1.5 寸。

40. 委中　BL40　Wěizhōng，合穴；膀胱下合穴；四总穴之一，"腰背委中求"

[定位] 在腘横纹中点，当股二头肌腱与半腱肌腱的中间。

[主治] 腰痛、下肢痿痹、腹痛、吐泻、小便不利、遗尿、丹毒。

[配伍] 配大肠俞治腰痛。

[刺灸法] 直刺 1.0~1.5 寸，或用三棱针点刺腘静脉出血。

41. 附分　BL41　Fùfēn，手、足太阳经交会穴

[定位] 在背部，当第 2 胸椎棘突下，旁开 3 寸。

[主治] 颈项强痛、肩背拘急、肘臂麻木。

[配伍] 配大椎治颈项强痛。

[刺灸法] 斜刺 0.5~0.8 寸。

42. 魄户　BL42　Pòhù

[定位] 在背部，当第 3 胸椎棘突下，旁开 3 寸。

[主治] 咳嗽、气喘、肺痨、项强、肩背痛。

[配伍] 配天突、膻中治咳喘。

[刺灸法] 斜刺 0.5~0.8 寸。

43. 膏肓　BL43　Gāohuāng

[定位] 在背部，当第 4 胸椎棘突下，旁开 3 寸。

[主治] 咳嗽、气喘、肺痨、健忘、遗精、完谷不化。

[配伍] 配尺泽、肺俞治咳喘。

[刺灸法] 斜刺 0.5~0.8 寸。

44. 神堂　BL44　Shéntáng

[定位] 在背部，当第 5 胸椎棘突下，旁开 3 寸。

[主治] 咳嗽、气喘、胸闷、脊背强痛。

[配伍] 配膻中治胸闷。

[刺灸法] 斜刺 0.5~0.8 寸。

45. 譩譆　BL45　Yìxǐ

[定位] 在背部，当第 6 胸椎棘突下，旁开 3 寸。

[主治] 咳嗽、气喘、疟疾、热病、肩背痛。

[配伍] 配大椎、肩外俞治肩背痛。

[刺灸法] 斜刺 0.5~0.8 寸。

46. 膈关　BL46　Géguān

[定位] 在背部，当第 7 胸椎棘突下，旁开 3 寸。

[主治] 胸闷、嗳气、呃逆、呕吐、脊背强痛。

[配伍] 配内关治嗳气、呃逆。

[刺灸法] 斜刺 0.5~0.8 寸。

47. 魂门　BL47　Húnmén

[定位] 在背部，当第 9 胸椎棘突下，旁开 3 寸。

[主治] 胸胁痛、呕吐、黄疸、泄泻、背痛。

[配伍] 配阳陵泉、支沟治胸胁痛。

[刺灸法] 斜刺 0.5~0.8 寸。

48. 阳纲　BL48　Yánggāng

[定位] 在背部，当第 10 胸椎棘突下，旁开 3 寸。

[主治] 肠鸣、腹痛、泄泻、黄疸、消渴。

[配伍] 配气海治腹胀。

[刺灸法] 斜刺 0.5~0.8 寸。

49. 意舍　BL49　Yìshě

[定位] 在背部，当第 11 胸椎棘突下，旁开 3 寸。

[主治] 腹胀、肠鸣、呕吐、泄泻。

[配伍] 配脾俞、胃俞治腹胀。

[刺灸法] 斜刺 0.5~0.8 寸。

50. 胃仓　BL50　Wèicāng

[定位] 在背部，当第 12 胸椎棘突下，旁开 3 寸。

[主治] 胃脘痛、腹胀、小儿食积、水肿、背脊痛。

[配伍] 配足三里治胃痛。

[刺灸法] 斜刺 0.5~0.8 寸。

51. 肓门　BL51　Huāngmén

[定位] 在腰部，当第 1 腰椎棘突下，旁开 3 寸。

[主治] 腹痛、便秘、痞块、乳疾。

[配伍] 配气海、天枢治便秘。

[刺灸法] 斜刺 0.5~0.8 寸。

52. 志室　BL52　Zhìshì

[定位] 在腰部，当第 2 腰椎棘突下，旁开 3 寸。

[主治] 遗精、阳痿、小便不利、水肿、腰脊强痛。

[配伍] 配命门治遗精。

[刺灸法] 斜刺 0.5~0.8 寸。

53. 胞肓　BL53　Bāohuāng

[定位] 在臀部，平第 2 骶后孔，骶正中嵴旁开 3 寸。

[主治] 肠鸣、腹胀、便秘、癃闭、腰脊强痛。

[配伍] 配委中治腰痛。

[刺灸法] 直刺 1.0~1.5 寸。

54. 秩边　BL54　Zhìbiān

[定位] 在臀部，平第 4 骶后孔，骶正中嵴旁开 3 寸。

[主治] 小便不利、便秘、痔疾、腰骶痛、下肢痿痹。

[配伍] 配委中、大肠俞治腰腿疼痛。

[刺灸法] 直刺 1.5~3.0 寸，外侧为坐骨神经，针感可至足。

55. 合阳 BL55 Héyáng
[定位] 在小腿后面，当委中与承山的连线上，委中下 2 寸。
[主治] 腰脊强痛、下肢痿痹、疝气、崩漏。
[配伍] 配腰阳关治腰痛。
[刺灸法] 直刺 1.0~2.0 寸。

56. 承筋 BL56 Chéngjīn
[定位] 在小腿后面，当委中与承山的连线上，腓肠肌肌腹中央，委中下 5 寸。
[主治] 痔疾、腰腿拘急疼痛。
[配伍] 配委中治下肢挛痛。
[刺灸法] 直刺 1.0~1.5 寸。

57. 承山 BL57 Chéngshān
[定位] 在小腿后面正中，委中与昆仑之间，当伸直小腿或足跟上提时腓肠肌肌腹下出现尖角凹陷处。
[主治] 痔疾、转筋、脚气、便秘、腰腿拘急疼痛。
[配伍] 配大肠俞治痔疾。
[刺灸法] 直刺 1.0~2.0 寸。

58. 飞扬 BL58 Fēiyáng，络穴
[定位] 在小腿后面，外踝后，昆仑直上 7 寸，承山外下方 1 寸处。
[主治] 头痛、目眩、腰腿疼痛、痔疾。
[配伍] 配委中治腿痛。
[刺灸法] 直刺 1.0~1.5 寸。

59. 跗阳 BL59 Fūyáng，阳跷脉郄穴
[定位] 在小腿后面，外踝后，昆仑穴直上 3 寸。
[主治] 头痛、腰骶痛、下肢痿痹、外踝肿痛。
[刺灸法] 直刺 0.8~1.2 寸。

60. 昆仑 BL60 Kūnlún，经穴
[定位] 在足部外踝后方，当外踝尖与跟腱之间的凹陷处。
[主治] 头痛、项强、目眩、癫痫、难产、腰骶疼痛、足跟肿痛。
[配伍] 配风池治头痛、目眩。
[刺灸法] 直刺 0.5~0.8 寸。

61. 仆参 BL61 Púcān
[定位] 在足外侧部，外踝后下方，昆仑直下，跟骨外侧，赤白肉际处。
[主治] 足跟痛、下肢痿痹、癫痫。
[配伍] 配太溪治足跟痛。
[刺灸法] 直刺 0.3~0.5 寸。

62. 申脉 BL62 Shēnmài，八脉交会穴之一，通阳跷脉
[定位] 在足外侧部，外踝直下方凹陷中。
[主治] 头痛、眩晕、癫狂痫、腰腿酸痛、目赤肿痛、失眠。
[配伍] 配肾俞、肝俞、百会治眩晕。
[刺灸法] 直刺 0.3~0.5 寸。

63. 金门 BL63 Jīnmén，郄穴
[定位] 在足外侧部，当外踝前缘直下，骰骨下缘处。
[主治] 头痛、癫痫、小儿惊风、腰痛、下肢痿痹、外踝痛。
[配伍] 配太阳、合谷治头痛。
[刺灸法] 直刺 0.3~0.5 寸。

64. 京骨 BL64 Jīnggǔ，原穴
[定位] 在足外侧部，第 5 跖骨粗隆前下方，赤白肉际处。
[主治] 头痛、项强、目翳、癫痫、腰痛。
[配伍] 配百会、太冲治头痛。
[刺灸法] 直刺 0.3~0.5 寸。

65. 束骨 BL65 Shùgǔ，输穴
[定位] 在足外侧，足小趾本节（第 5 跖趾关节）的后方，赤白肉际处。
[主治] 头痛、项强、目眩、癫狂、腰腿痛。
[配伍] 配肾俞、太冲治目眩。
[刺灸法] 直刺 0.3~0.5 寸。

66. 足通谷 BL66 Zútōnggǔ，荥穴
[定位] 在足外侧，足小趾本节（第 5 跖趾关节）的前方，赤白肉际处。
[主治] 头痛、项强、目眩、鼻衄、癫狂。
[配伍] 配大椎治项强。
[刺灸法] 直刺 0.2~0.3 寸。

67. 至阴 BL67 Zhìyīn，井穴
[定位] 在足小趾末节外侧，距趾甲角 0.1 寸。
[主治] 头痛、目痛、鼻塞、鼻衄、胎位不正、难产。
[配伍] 配太冲、百会治头痛。
[刺灸法] 浅刺 0.1 寸。胎位不正用灸法。

第八章　足少阴肾经经络循行及穴位

原文：肾足少阴之脉，起于小指之下，邪走足心，出于然谷之下，循内踝之后，别入跟中，以上腨内，出腘内廉，上股内后廉，贯脊属肾，络膀胱；其直者，从肾上贯肝膈，入肺中，循喉咙，挟舌本；其支者，从肺出络心，注胸中。

语译：起于足小趾之下，斜向足心（涌泉），出于舟骨粗隆下，沿内踝后，进入足跟，再向上行于腿肚内侧，出腘窝的内侧，向上行股内后缘，通向脊柱（长强，属督脉），属于肾脏（腧穴线路：还出于前，向上行腹部前正中线旁开0.5寸，胸部前正中线旁开2寸，终止于锁骨下缘俞府穴），联络膀胱。

肾脏部直行的脉：从肾向上通过肝和横膈，进入肺中，沿着喉咙，挟于舌根部。

肺部支脉：从肺部出来，联络心脏，流注于胸中，与手厥阴心包经相接。

主要病候：遗尿、小便不利、水肿、泄泻、月经不调、痛经、遗精、阳痿、耳鸣、耳聋、咽喉肿痛、腰脊强痛、腘内廉痛、小腿内侧痛、内踝肿痛、足跟痛等。

主治概要：本经腧穴主治妇科、前阴病和肾、肺、咽喉部疾病，以及经脉循行部位的其他病证。

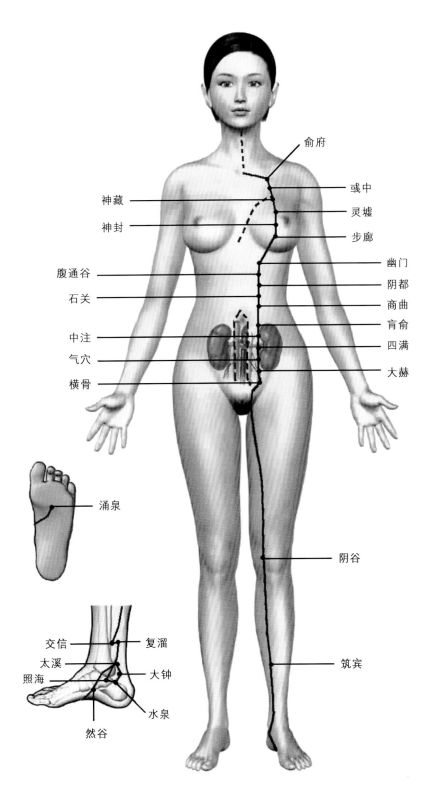

俞府
神藏
神封
或中
灵墟
步廊
腹通谷
石关
幽门
阴都
商曲
肓俞
四满
大赫
中注
气穴
横骨
涌泉
阴谷
交信
复溜
太溪
大钟
照海
水泉
然谷
筑宾

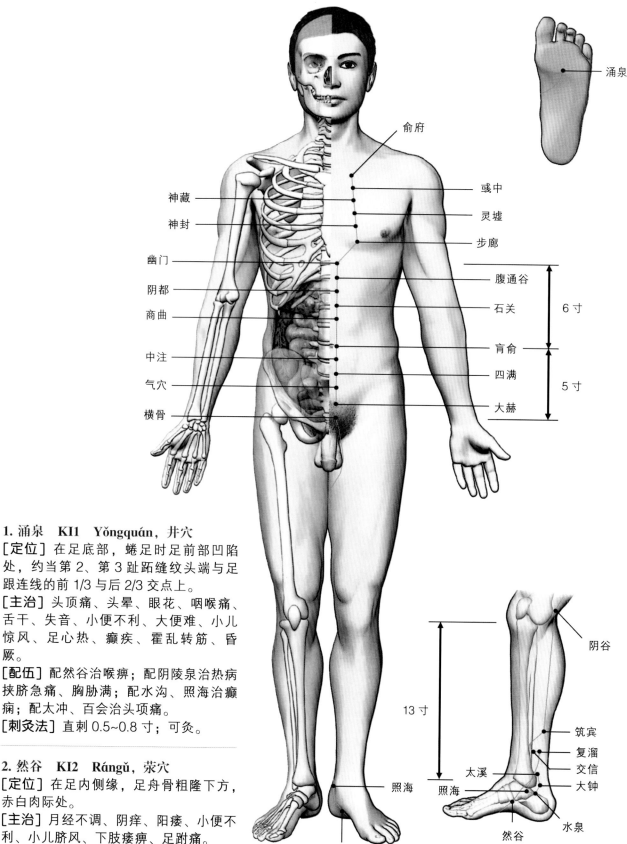

涌泉

俞府

神藏
神封

幽门
阴都
商曲

中注
气穴
横骨

彧中
灵墟
步廊

腹通谷
石关

肓俞
四满
大赫

6寸

5寸

阴谷

筑宾
复溜
交信
大钟

太溪

照海
照海

水泉
然谷

然谷

13寸

1. 涌泉　KI1　Yǒngquán，井穴
[定位] 在足底部，蜷足时足前部凹陷
处，约当第2、第3趾跖缝纹头端与足
跟连线的前1/3与后2/3交点上。
[主治] 头顶痛、头晕、眼花、咽喉痛、
舌干、失音、小便不利、大便难、小儿
惊风、足心热、癫疾、霍乱转筋、昏
厥。
[配伍] 配然谷治喉痹；配阴陵泉治热病
挟脐急痛、胸胁满；配水沟、照海治癫
痫；配太冲、百会治头项痛。
[刺灸法] 直刺0.5~0.8寸；可灸。

2. 然谷　KI2　Rángǔ，荥穴
[定位] 在足内侧缘，足舟骨粗隆下方，
赤白肉际处。
[主治] 月经不调、阴痒、阳痿、小便不
利、小儿脐风、下肢痿痹、足跗痛。
[配伍] 配太溪治热病烦心、足寒、多
汗。
[刺灸法] 直刺0.5~0.8寸；可灸。

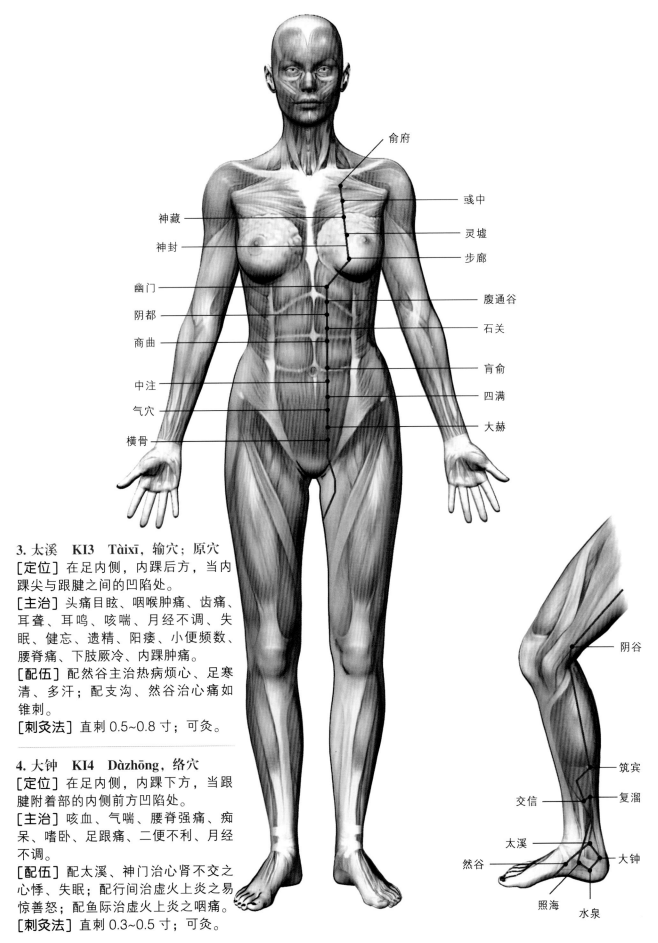

俞府
彧中
灵墟
步廊
腹通谷
石关
肓俞
四满
大赫

神藏
神封
幽门
阴都
商曲
中注
气穴
横骨

阴谷
筑宾
复溜
交信
太溪
然谷
大钟
照海
水泉

3. 太溪　KI3　Tàixī，输穴；原穴

[定位] 在足内侧，内踝后方，当内踝尖与跟腱之间的凹陷处。

[主治] 头痛目眩、咽喉肿痛、齿痛、耳聋、耳鸣、咳喘、月经不调、失眠、健忘、遗精、阳痿、小便频数、腰脊痛、下肢厥冷、内踝肿痛。

[配伍] 配然谷主治热病烦心、足寒清、多汗；配支沟、然谷治心痛如锥刺。

[刺灸法] 直刺 0.5~0.8 寸；可灸。

4. 大钟　KI4　Dàzhōng，络穴

[定位] 在足内侧，内踝下方，当跟腱附着部的内侧前方凹陷处。

[主治] 咳血、气喘、腰脊强痛、痴呆、嗜卧、足跟痛、二便不利、月经不调。

[配伍] 配太溪、神门治心肾不交之心悸、失眠；配行间治虚火上炎之易惊善怒；配鱼际治虚火上炎之咽痛。

[刺灸法] 直刺 0.3~0.5 寸；可灸。

5. 水泉 KI5 Shuǐquán，郄穴
[定位] 在足内侧，内踝后下方，当太溪直下 1 寸，跟骨结节的内侧凹陷处。
[主治] 月经不调、痛经、阴挺、小便不利、目昏花、腹痛。
[配伍] 配气海、血海、肾俞、三阴交、气海俞治肾绞痛、肾结石；配肾俞、中极、血海治血尿。
[刺灸法] 直刺 0.3~0.5 寸；可灸。

6. 照海 KI6 Zhàohǎi，八脉交会穴，通阴跷脉
[定位] 在足内侧，内踝尖下方凹陷处。
[主治] 咽干、痫证、嗜卧、惊恐不宁、目赤肿痛、月经不调、痛经、赤白带下、小便频数、不寐。
[配伍] 配列缺、天突、太冲、廉泉治咽喉病证；配神门、风池、三阴交治阴虚火旺之失眠症。
[刺灸法] 直刺 0.5~0.8 寸；可灸。

7. 复溜 KI7 Fùliū，经穴
[定位] 在小腿内侧，太溪直上 2 寸，跟腱的前方。
[主治] 盗汗、泄泻、水肿、腹胀、足痿、脉微细时无、身热无汗、腰脊强痛。
[配伍] 配后溪、阴郄治盗汗不止；配中极、阴谷治癃闭。
[刺灸法] 直刺 0.8~1.0 寸；可灸。

8. 交信 KI8 Jiāoxìn，阴跷脉郄穴
[定位] 在小腿内侧，当太溪直上 2 寸，复溜前 0.5 寸，胫骨内侧缘的后方。
[主治] 月经不调、崩漏、阴挺、泄泻、疝气、阴痒、泻痢赤白、膝、股内廉痛。
[配伍] 配关元、三阴交治月经不调；配太冲、血海、地机治崩

漏；配中都治疝气；配中极治癃闭；配关元治阴挺。
[刺灸法] 直刺 0.5~1.0 寸；可灸。

9. 筑宾 KI9 Zhùbīn，阴维脉郄穴
[定位] 在小腿内侧，当太溪与阴谷的连线上，太溪上 5 寸，腓肠肌肌腹的内下方。
[主治] 癫狂、痫证、小儿脐疝、小腿内侧痛。
[配伍] 配大敦、归来治疝气；配承山、合阳、阳陵泉治小腿痿、痹、瘫。
[刺灸法] 直刺 0.5~0.8 寸；可灸。

10. 阴谷 KI10 Yīngǔ，合穴
[定位] 在腘窝内侧，屈膝时，当半腱肌腱与半膜肌腱之间。
[主治] 阳痿、疝痛、月经不调、崩漏、小便难、阴中痛、癫狂、膝股内侧痛。
[配伍] 配照海、中极治癃闭；配大赫、曲骨、命门治寒疝、阳痿、早泄、月经不调、崩漏。
[刺灸法] 直刺 0.8~1.2 寸。

11. 横骨 KI11 Hénggǔ，冲脉、足少阴交会穴
[定位] 在下腹部，当脐中下 5 寸，前正中线旁开 0.5 寸。
[主治] 少腹痛、遗精、阳痿、遗尿、小便不通、疝气。
[配伍] 配关元、肾俞、志室治阳痿、遗精、崩漏、月经不调。
[刺灸法] 直刺 0.8~1.2 寸；可灸。

12. 大赫 KI12 Dàhè，冲脉、足少阴交会穴
[定位] 在下腹部，当脐中下 4 寸，前正中线旁开 0.5 寸。
[主治] 阴部痛、子宫脱垂、遗精、带下、月经不调、痛经、不妊、泄泻。
[配伍] 配命门、肾俞、关元治男科病、不育症。

[刺灸法] 直刺 0.8~1.2 寸；可灸。

13. 气穴 KI13 Qìxué，冲脉、足少阴交会穴
[定位] 在下腹部，当脐中下 3 寸，前正中线旁开 0.5 寸。
[主治] 月经不调、白带、小便不通、泄泻、痢疾、腰脊痛、阳痿。
[配伍] 配中极、阴陵泉、膀胱俞主五淋、小便不利。
[刺灸法] 直刺或斜刺 0.8~1.2 寸；可灸。

14. 四满 KI14 Sìmǎn，冲脉、足少阴交会穴
[定位] 在下腹部，当脐中下 2 寸，前正中线旁开 0.5 寸。
[主治] 月经不调、崩漏、带下、不孕、产后恶露不净、小腹痛、遗尿、疝气。
[配伍] 配气海、三阴交、大敦、归来治疝气、睾丸肿痛。
[刺灸法] 直刺 0.8~1.2 寸；可灸。

15. 中注 KI15 Zhōngzhù，冲脉、足少阴交会穴
[定位] 在下腹部，当脐中下 1 寸，前正中线旁开 0.5 寸。
[主治] 月经不调、腰腹疼痛、大便燥结、泄泻、痢疾。
[配伍] 配太冲、血海、肾俞、三阴交、阴交、中极治妇科病、月经不调、卵巢炎、睾丸炎、附件炎。
[刺灸法] 直刺 0.8~1.2 寸；可灸。

16. 肓俞 KI16 Huāngshū，冲脉、足少阴交会穴
[定位] 在腹中部，当脐中旁 0.5 寸。
[主治] 腹痛、呕吐、腹胀、痢疾、泄泻、便秘、疝气、月经不调、腰脊痛。
[配伍] 配天枢、足三里、大肠俞治便秘、泄泻、痢疾。

[刺灸法] 直刺 0.8~1.2 寸；可灸。

17. 商曲 KI17 Shāngqǔ，冲脉、足少阴交会穴

[定位] 在上腹部，当脐中上 2 寸，前正中线旁开 0.5 寸。

[主治] 腹痛、泄泻、便秘、腹中积聚。

[配伍] 配中脘、大横治腹痛、腹胀；配支沟治便秘。

[刺灸法] 直刺 0.5~0.8 寸；可灸。

18. 石关 KI18 Shíguān，冲脉、足少阴交会穴

[定位] 在上腹部，当脐中上 3 寸，前正中线旁开 0.5 寸。

[主治] 呕吐、腹痛、便秘、产后腹痛、妇人不孕。

[配伍] 配中脘、内关治胃痛、呕吐、腹胀。

[刺灸法] 直刺 0.5~0.8 寸；可灸。

19. 阴都 KI19 Yīndū，冲脉、足少阴交会穴

[定位] 在上腹部，当脐中上 4 寸，前正中线旁开 0.5 寸。

[主治] 腹胀、肠鸣、腹痛、便秘、妇人不孕、胸胁满、疟疾。

[配伍] 配中脘、天枢、足三里、四缝治纳呆及小儿疳积。

[刺灸法] 直刺 0.5~0.8 寸；可灸。

20. 腹通谷 KI20 Fùtōnggǔ，冲脉、足少阴交会穴

[定位] 在上腹部，当脐中上 5 寸，前正中线旁开 0.5 寸。

[主治] 腹痛、腹胀、呕吐、心痛、心悸、胸痛、暴喑。

[配伍] 配上脘、足三里治纳呆。

[刺灸法] 直刺或斜刺 0.5~0.8 寸；可灸。

21. 幽门 KI21 Yōumén，冲脉、足少阴交会穴

[定位] 在上腹部，当脐中上 6 寸，前正中线旁开 0.5 寸。

[主治] 腹痛、呕吐、善哕、消化不良、泄泻、痢疾。

[配伍] 左幽门沿皮透刺右侧肓俞治胃下垂；配玉堂治烦心呕吐。

[刺灸法] 直刺 0.5~0.8 寸，不可深刺，以免伤及内脏；可灸。

22. 步廊 KI22 Bùláng

[定位] 在胸部，当第 5 肋间隙，前正中线旁开 2 寸。

[主治] 胸痛、咳嗽、气喘、呕吐、不嗜食、乳痛。

[配伍] 配心俞、内关治胸痹、心悸怔忡。

[刺灸法] 斜刺或平刺 0.5~0.8 寸；可灸。

[附注] 从本穴至俞府，下为肺脏，不可深刺，以免气胸。

23. 神封 KI23 Shénfēng

[定位] 在胸部，当第 4 肋间隙，前正中线旁开 2 寸。

[主治] 咳嗽、气喘、胸胁支满、呕吐、不嗜食、乳痛。

[配伍] 配阳陵泉、支沟治胸胁胀痛。

[刺灸法] 斜刺或平刺 0.5~0.8 寸；可灸。

24. 灵墟 KI24 Língxū

[定位] 在胸部，当第 3 肋间隙，前正中线旁开 2 寸。

[主治] 咳嗽、气喘、痰多、胸胁胀痛、呕吐、乳痛。

[配伍] 配肺俞治咳喘。

[刺灸法] 斜刺或平刺 0.5~0.8 寸；可灸。

25. 神藏 KI25 Shéncáng

[定位] 在胸部，当第 2 肋间隙，前正中线旁开 2 寸。

[主治] 咳嗽、气喘、胸痛、烦满、呕吐、不嗜食。

[配伍] 配心俞、玉堂治胸痹、噎膈、冠心病、心肌梗死。

[刺灸法] 斜刺或平刺 0.5~0.8 寸；可灸。

26. 彧中 KI26 Yùzhōng

[定位] 在胸部，当第 1 肋间隙，前正中线旁开 2 寸。

[主治] 咳嗽、气喘、痰壅、胸胁胀满、不嗜食。

[配伍] 配天突、华盖治咽喉肿痛。

[刺灸法] 斜刺或平刺 0.5~0.8 寸；可灸。

27. 俞府 KI27 Shūfǔ

[定位] 在胸部，当锁骨下缘，前正中线旁开 2 寸。

[主治] 咳嗽、气喘、胸痛、呕吐、不嗜食。

[配伍] 配天突、肺俞、鱼际治咳嗽、咽痛。

[刺灸法] 斜刺或平刺 0.5~0.8 寸；可灸。

第九章　手厥阴心包经经络循行及穴位

原文：心主手厥阴心包络之脉，起于胸中，出属心包络，下膈，历络三焦；其支者，循胸出胁，下腋三寸，上抵腋下，循臑内，行太阴、少阴之间，入肘中，下臂，行两筋之间，入掌中，循中指，出其端；其支者，别掌中，循小指次指出其端。

语译：起于胸中，出属心包络，向下通过横膈，从胸至腹依次联络上、中、下三焦。

胸部支脉：沿着胸中，出于胁部，至腋下3寸处（天池）上行到腋窝中，沿上臂内侧，行于手太阴和手少阴之间，进入肘窝中，向下行于前臂两筋（掌长肌腱与桡侧腕屈肌腱）的中间，进入掌中，沿着中指到指端（中冲）。

掌中支脉：从劳宫分出，沿着无名指到指端（关冲），与手少阳三焦经相接。

主要病候：心痛、胸闷、心悸、心烦、癫狂、腋肿、肘臂挛急、掌心发热等症。

主治概要：本经腧穴主治心、心包、胸、胃部病证，神志病，以及经脉循行经过部位的其他病证。

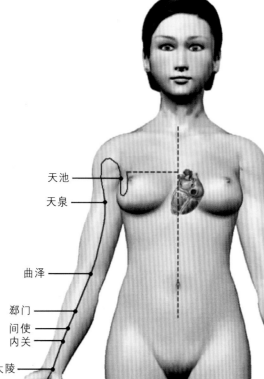

天池
天泉
曲泽
郄门
间使
内关
大陵
劳宫
中冲

1. 天池　PC1　Tiānchí，手厥阴、足少阳交会穴
[定位] 在胸部，当第4肋间隙，乳头外1寸，前正中线旁开5寸。
[主治] 胸闷、心烦、咳喘、胸痛、腋下肿痛、瘰疬、疟疾、乳痈。
[配伍] 配列缺、丰隆治咳嗽；配内关治心痛；配支沟治胁肋痛。
[刺灸法] 斜刺或平刺0.5~0.8寸；可灸。本穴正当胸腔，内容心、肺，不宜深刺。

2. 天泉　PC2　Tiānquán
[定位] 在臂内侧，当腋前纹头下2寸，肱二头肌的长、短头之间。
[主治] 心痛、胸胁胀满、咳嗽、胸背及上臂内侧痛。
[配伍] 配内关、通里治心痛、心悸；配肺俞、支沟治咳嗽、胸胁痛；配侠白、曲池、外关治上肢痿、痹、瘫、痛。
[刺灸法] 直刺0.5~0.8寸；可灸。

3. 曲泽　PC3　Qūzé，合穴
[定位] 在肘横纹中，当肱二头肌腱的尺侧缘凹陷处。
[主治] 心痛、善惊、心悸、胃痛、呕吐、转筋、热病、烦躁、肘臂痛、上肢颤动、咳嗽。
[配伍] 配内关、大陵治心胸痛；配大陵、心俞、厥阴俞治心悸、心痛；配少商、尺泽、曲池治肘臂挛急、肩臂痛。
[刺灸法] 直刺0.8~1.0寸，或者用三棱针刺血；可灸。

4. 郄门　PC4　Xìmén，郄穴
[定位] 在前臂掌侧，当曲泽与大陵的连线上，腕横纹上5寸。
[主治] 心痛、心悸、胸痛、心烦、咳血、呕血、衄血、疔疮、癫疾。
[配伍] 配梁丘、足三里、太冲治神经性呕吐；配内关治急性缺血性心肌损伤。
[刺灸法] 直刺0.5~1.0寸；可灸。

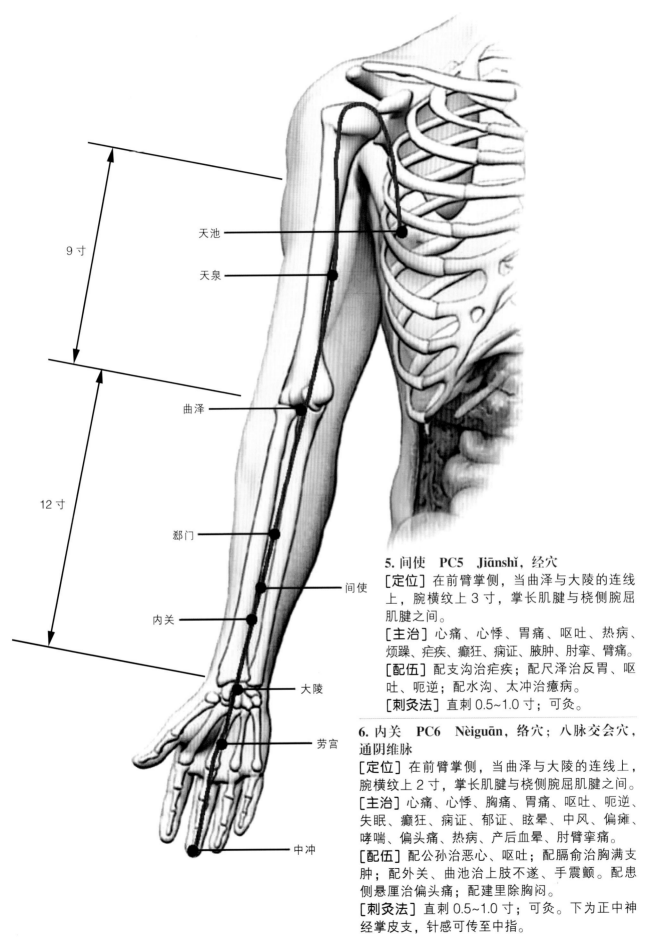

9寸

12寸

天池

天泉

曲泽

郄门

间使

内关

大陵

劳宫

中冲

5. 间使　PC5　Jiānshǐ，经穴

[定位] 在前臂掌侧，当曲泽与大陵的连线上，腕横纹上 3 寸，掌长肌腱与桡侧腕屈肌腱之间。

[主治] 心痛、心悸、胃痛、呕吐、热病、烦躁、疟疾、癫狂、痫证、腋肿、肘挛、臂痛。

[配伍] 配支沟治疟疾；配尺泽治反胃、呕吐、呃逆；配水沟、太冲治癔病。

[刺灸法] 直刺 0.5~1.0 寸；可灸。

6. 内关　PC6　Nèiguān，络穴；八脉交会穴，通阴维脉

[定位] 在前臂掌侧，当曲泽与大陵的连线上，腕横纹上 2 寸，掌长肌腱与桡侧腕屈肌腱之间。

[主治] 心痛、心悸、胸痛、胃痛、呕吐、呃逆、失眠、癫狂、痫证、郁证、眩晕、中风、偏瘫、哮喘、偏头痛、热病、产后血晕、肘臂挛痛。

[配伍] 配公孙治恶心、呕吐；配膈俞治胸满支肿；配外关、曲池治上肢不遂、手震颤。配患侧悬厘治偏头痛；配建里除胸闷。

[刺灸法] 直刺 0.5~1.0 寸；可灸。下为正中神经掌皮支，针感可传至中指。

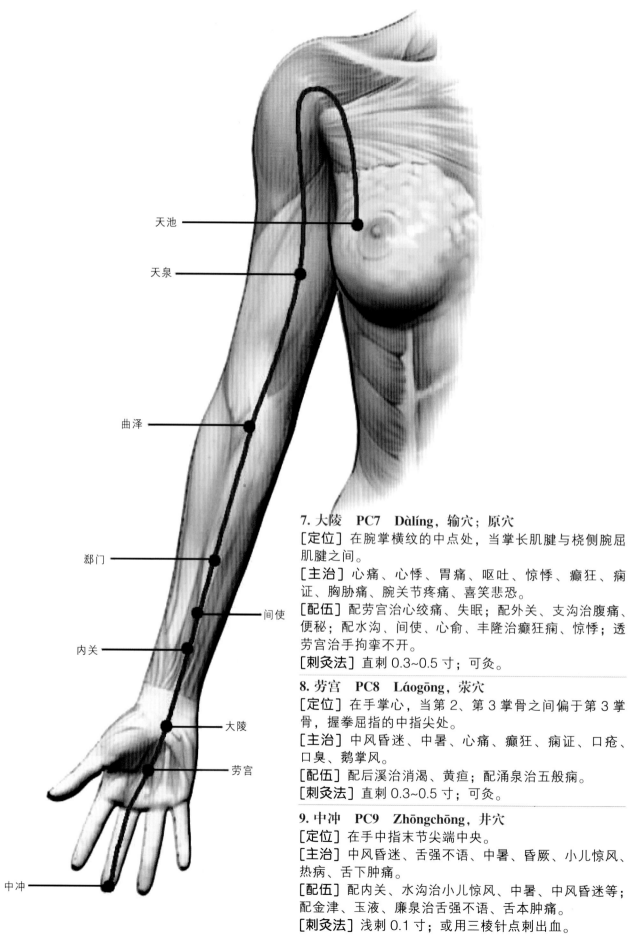

天池

天泉

曲泽

郄门

间使

内关

大陵

劳宫

中冲

7. 大陵　PC7　Dàlíng，输穴；原穴

[定位] 在腕掌横纹的中点处，当掌长肌腱与桡侧腕屈肌腱之间。

[主治] 心痛、心悸、胃痛、呕吐、惊悸、癫狂、痫证、胸胁痛、腕关节疼痛、喜笑悲恐。

[配伍] 配劳宫治心绞痛、失眠；配外关、支沟治腹痛、便秘；配水沟、间使、心俞、丰隆治癫狂痫、惊悸；透劳宫治手拘挛不开。

[刺灸法] 直刺 0.3~0.5 寸；可灸。

8. 劳宫　PC8　Láogōng，荥穴

[定位] 在手掌心，当第 2、第 3 掌骨之间偏于第 3 掌骨，握拳屈指的中指尖处。

[主治] 中风昏迷、中暑、心痛、癫狂、痫证、口疮、口臭、鹅掌风。

[配伍] 配后溪治消渴、黄疸；配涌泉治五般痫。

[刺灸法] 直刺 0.3~0.5 寸；可灸。

9. 中冲　PC9　Zhōngchōng，井穴

[定位] 在手中指末节尖端中央。

[主治] 中风昏迷、舌强不语、中暑、昏厥、小儿惊风、热病、舌下肿痛。

[配伍] 配内关、水沟治小儿惊风、中暑、中风昏迷等；配金津、玉液、廉泉治舌强不语、舌本肿痛。

[刺灸法] 浅刺 0.1 寸；或用三棱针点刺出血。

第十章　手少阳三焦经经络循行及穴位

原文： 三焦手少阳之脉，起于小指次指之端，上出两指之间，循手表腕，出臂外两骨之间，上贯肘，循臑外上肩，而交出足少阳之后，入缺盆，布膻中，散络心包，下膈，循属三焦；其支者，从膻中上出缺盆，上项，系耳后，直上出耳上角，以屈下颊至顷；其支者，从耳后入耳中，出走耳前，过客主人前，交颊，至目锐眦。

语译： 起于无名指末端（关冲）向上出于第4、5掌骨间，沿着腕背，出于前臂外侧桡骨和尺骨之间，向上通过肘尖，沿上臂外侧，上达肩部，交出足少阳经的后面，向前进入缺盆部，分布于胸中，联络心包，向下通过横膈，从胸至腹，属上、中、下三焦。

胸中支脉： 从胸直上，出于缺盆部，上走项部，沿耳后向上，出于耳部上行额角，再屈而下行至面颊部，到达眶下部。

耳部支脉： 从耳后进入耳中，出走耳前，与前脉交叉于面颊部，到达目外眦（丝竹空之下），与足少阳胆经相接。

主要病候： 胃脘痛，腹胀，呕恶，嗳气，食不下，黄疸，小便不利，烦心，心痛，失眠，舌本强，股膝内肿，足大趾不用，身体皆重。

主治概要： 本经腧穴主治头、目、耳、颊、咽喉、胸胁部疾病和热病，以及经脉循行经过部位的其他病证。

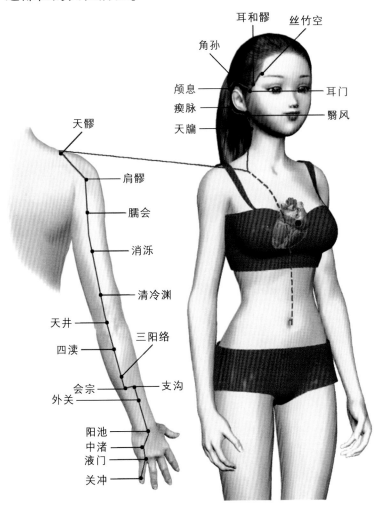

1. 关冲　SJ1　Guānchōng，井穴
[定位] 在手环指末节尺侧，距指甲角0.1寸（指寸）。
[主治] 昏厥、头痛、目赤、耳聋、耳鸣、喉痹、舌强、热病、心烦。
[配伍] 配内关、人中治中暑、昏厥。
[刺灸法] 浅刺0.1寸，或有三棱针点刺出血；可灸。

2. 液门　SJ2　Yèmén，荥穴
[定位] 在手背部，当第4、第5指间，指蹼缘后方赤白肉际处。
[主治] 头痛、目赤、耳痛、耳鸣、耳聋、喉痹、疟疾、手臂痛。
[配伍] 配鱼际治喉痛；透中渚治风热感冒。
[刺灸法] 直刺0.3~0.5寸；可灸。

3. 中渚　SJ3　Zhōngzhǔ，输穴
[定位] 在手背部，当环指本节（掌指关节）的后方，第4、第5掌骨间凹陷处。
[主治] 头痛、目眩、目赤、目痛、耳鸣、耳聋、喉痹、肩背肘臂酸痛、手指不能屈伸、脊膂痛、热病。
[配伍] 配角孙治耳鸣、耳聋；配太白治大便难；配支沟、内庭治咽痛。
[刺灸法] 直刺0.3~0.5寸；可灸。

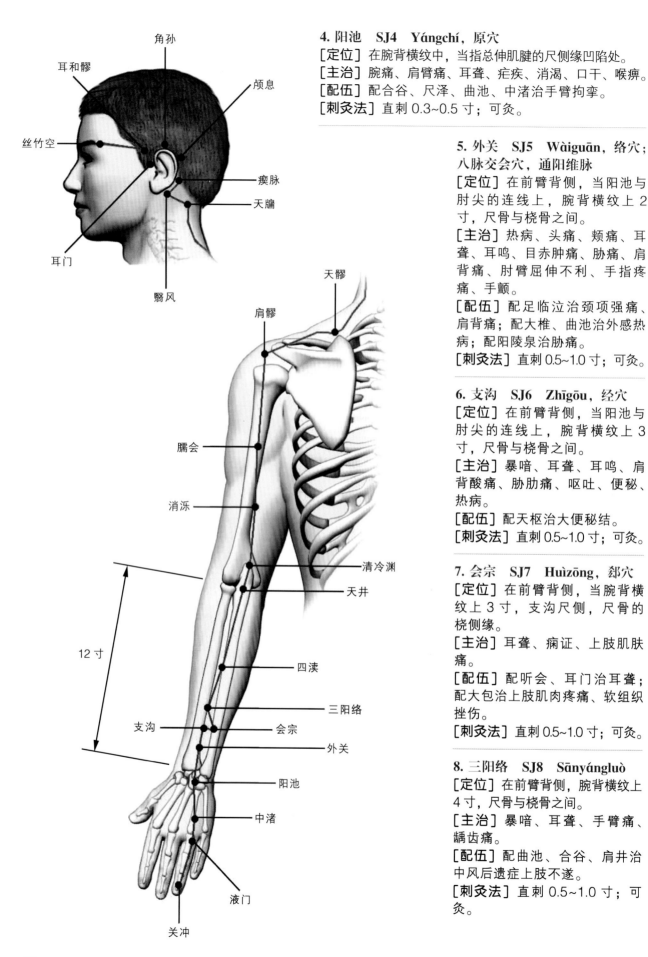

角孙
耳和髎
丝竹空
耳门
颅息
瘈脉
天牖
翳风

天髎
肩髎
臑会
消泺
清冷渊
天井
四渎
三阳络
支沟
会宗
外关
阳池
中渚
液门
关冲

12寸

4. 阳池　SJ4　Yángchí，原穴
[定位] 在腕背横纹中，当指总伸肌腱的尺侧缘凹陷处。
[主治] 腕痛、肩臂痛、耳聋、疟疾、消渴、口干、喉痹。
[配伍] 配合谷、尺泽、曲池、中渚治手臂拘挛。
[刺灸法] 直刺 0.3~0.5 寸；可灸。

5. 外关　SJ5　Wàiguān，络穴；八脉交会穴，通阳维脉
[定位] 在前臂背侧，当阳池与肘尖的连线上，腕背横纹上 2 寸，尺骨与桡骨之间。
[主治] 热病、头痛、颊痛、耳聋、耳鸣、目赤肿痛、胁痛、肩背痛、肘臂屈伸不利、手指疼痛、手颤。
[配伍] 配足临泣治颈项强痛、肩背痛；配大椎、曲池治外感热病；配阳陵泉治胁痛。
[刺灸法] 直刺 0.5~1.0 寸；可灸。

6. 支沟　SJ6　Zhīgōu，经穴
[定位] 在前臂背侧，当阳池与肘尖的连线上，腕背横纹上 3 寸，尺骨与桡骨之间。
[主治] 暴喑、耳聋、耳鸣、肩背酸痛、胁肋痛、呕吐、便秘、热病。
[配伍] 配天枢治大便秘结。
[刺灸法] 直刺 0.5~1.0 寸；可灸。

7. 会宗　SJ7　Huìzōng，郄穴
[定位] 在前臂背侧，当腕背横纹上 3 寸，支沟尺侧，尺骨的桡侧缘。
[主治] 耳聋、痫证、上肢肌肤痛。
[配伍] 配听会、耳门治耳聋；配大包治上肢肌肉疼痛、软组织挫伤。
[刺灸法] 直刺 0.5~1.0 寸；可灸。

8. 三阳络　SJ8　Sānyángluò
[定位] 在前臂背侧，腕背横纹上 4 寸，尺骨与桡骨之间。
[主治] 暴喑、耳聋、手臂痛、龋齿痛。
[配伍] 配曲池、合谷、肩井治中风后遗症上肢不遂。
[刺灸法] 直刺 0.5~1.0 寸；可灸。

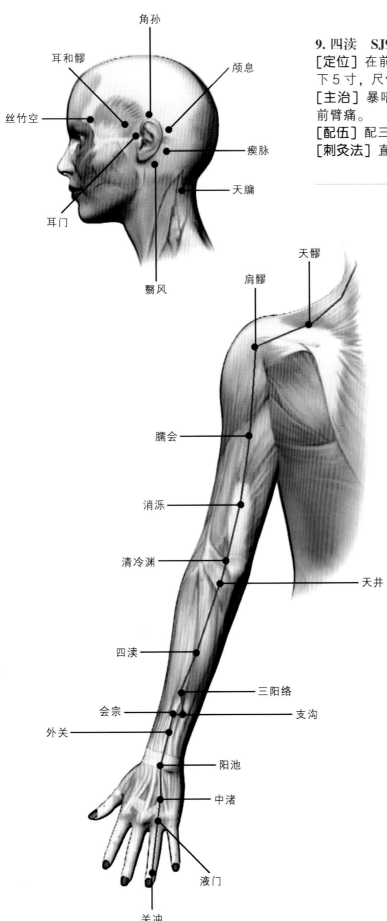

角孙

耳和髎

丝竹空

颅息

瘈脉

天牖

耳门

翳风

天髎

肩髎

臑会

消泺

清冷渊

四渎

会宗

外关

天井

三阳络

支沟

阳池

中渚

液门

关冲

9. 四渎　SJ9　Sìdú

[定位] 在前臂背侧，当阳池与肘尖的连线上，肘尖下5寸，尺骨与桡骨之间。

[主治] 暴喑、暴聋、齿痛、呼吸气短、咽阻如梗、前臂痛。

[配伍] 配三阳络、阳溪治手指伸展不利，上肢不遂。

[刺灸法] 直刺0.5~1.0寸；可灸。

10. 天井　SJ10　Tiānjǐng，合穴

[定位] 在臂外侧，屈肘时，当肘尖直上1寸凹陷处。

[主治] 偏头痛、胁肋、颈项、肩臂痛、耳聋、瘰疬、瘿气、癫痫。

[配伍] 配臂臑治瘰疬、瘾疹；配巨阙、心俞治精神恍惚。

[刺灸法] 直刺0.5~1.0寸；可灸。

11. 清冷渊　SJ11　Qīnglěngyuān

[定位] 在臂后区，肘尖与肩峰连线上2寸。

[主治] 头痛、目黄、肩臂痛不能举。

[配伍] 配肩髎、臑俞、养老、合谷治上肢痿、痹、瘫、痛。

[刺灸法] 直刺0.5~1.0寸；可灸。

12. 消泺　SJ12　Xiāoluò

[定位] 在臂后区，肘尖与肩峰连线上，肘尖上5寸。

[主治] 头痛、颈项强痛、臂痛、齿痛、癫疾。

[配伍] 配肩髎、肩髃、臑会、清冷渊治肩臂痛、上肢不遂、肩周炎。

[刺灸法] 直刺0.8~1.0寸；可灸。

13. 臑会　SJ13　Nàohuì

[定位] 在臂外侧，当肘尖与肩髎的连线上，肩髎下3寸，三角肌的后下缘。

[主治] 肩臂痛、瘿气、瘰疬、目疾、肩胛肿痛。

[配伍] 配肩髃、肩贞治肩周炎；配肘髎、外关治肘臂挛痛。

[刺灸法] 直刺0.5~1.0寸；可灸。

14. 肩髎 SJ14 Jiānliáo
[定位] 在三角肌区，肩峰角与肱骨大结节两骨之间的凹陷中。
[主治] 臂痛、肩重不能举。
[配伍] 配肩井、肩髃、养老治上肢不遂、肩周炎。
[刺灸法] 直刺 0.5~1.0 寸；可灸。

15. 天髎 SJ15 Tiānliáo
[定位] 在肩胛部，肩井与曲垣的中间，当肩胛骨上角处。
[主治] 肩臂痛、颈项强痛、胸中烦满。
[配伍] 配秉风、天宗、清冷渊、臑会治颈肩综合征、上肢不遂。
[刺灸法] 直刺 0.5~0.8 寸；可灸。

16. 天牖 SJ16 Tiānyǒu
[定位] 在颈侧部，当乳突的后下方，平下颌角，胸锁乳突肌的后缘。
[主治] 头晕、头痛、面肿、目昏、暴聋、项强。
[配伍] 配外关、率谷治偏头痛、耳鸣、耳聋。
[刺灸法] 直刺 0.8~1.0 寸；可灸。

17. 翳风 SJ17 Yìfēng
[定位] 在耳垂后方，当乳突与下颌角之间的凹陷处。
[主治] 耳鸣、耳聋、口眼㖞斜、牙关紧闭、颊肿、瘰疬。
[配伍] 配地仓、承浆、水沟、合谷治口噤不开；配颊车、合谷治口㖞。
[刺灸法] 直刺 0.8~1.0 寸，深部为面神经干从颅骨穿出处，口㖞可刺 1.5 寸。

18. 瘈脉 SJ18 Chìmài
[定位] 在头部，耳后乳突中央，当角孙与翳风之间，沿耳轮连线的中、下 1/3 的交点处。
[主治] 头痛、耳聋、耳鸣、小儿惊痫、呕吐、泻痢。
[配伍] 配翳风、耳门、百会治耳鸣、耳聋；配太阳、风池治偏头痛。
[刺灸法] 平刺 0.3~0.5 寸，或点刺出血；可灸。

19. 颅息 SJ19 Lúxī
[定位] 在头部，当角孙与翳风之间，沿耳轮连线的上、中 1/3 的交点处。
[主治] 头痛、耳鸣、耳痛、小儿惊痫、呕吐涎沫。
[配伍] 配太冲、印堂治小儿惊痫；配天冲、脑空、风池治偏头痛。
[刺灸法] 平刺 0.3~0.5 寸；可灸。

20. 角孙 SJ20 Jiǎosūn
[定位] 在头部，折耳廓向前，当耳尖直上入发际处。
[主治] 耳部肿痛、目赤肿痛、目翳、齿痛、唇燥、项强、头痛。
[配伍] 率谷透角孙配足临泣治眩晕。
[刺灸法] 平刺 0.3~0.5 寸；灯火灸治疗腮腺炎。

21. 耳门 SJ21 Ěrmén
[定位] 在面部，当耳屏上切迹的前方，下颌骨髁状突后缘，张口有凹陷处。
[主治] 耳聋、耳鸣、聤耳、齿痛、颈颌痛、唇吻强。
[配伍] 配丝竹空治牙痛；配外关治耳鸣、耳聋。
[刺灸法] 直刺 0.5~1.0 寸；可灸。

22. 耳和髎 SJ22 Ěrhéliáo，手、足少阳，手太阳交会穴
[定位] 在头侧部，当鬓发后缘，平耳廓根之前方，颞浅动脉的后缘。
[主治] 头重痛、耳鸣、牙关拘急、颔肿、鼻尖肿痛、口渴。
[配伍] 配养老、完骨治耳聋。
[刺灸法] 斜刺 0.3~0.5 寸；可灸。

23. 丝竹空 SJ23 Sīzhúkōng
[定位] 在面部，当眉梢凹陷处。
[主治] 头痛、目眩、目赤痛、眼睑瞤动、齿痛、癫痫。
[配伍] 配耳门治牙痛。
[刺灸法] 平刺 0.5~1.0 寸。不宜灸。

第十一章　足少阳胆经经络循行及穴位

原文：胆足少阳之脉，起于目锐眦，上抵头角，下耳后，循颈行手少阳之前，至肩上，却交出手少阳之后，入缺盆；其支者，从耳后入耳中，出走耳前，至目锐眦后；其支者，别锐眦，下大迎，合于手少阳，抵于䪼，下加颊车，下颈合缺盆，以下胸中，贯膈络肝属胆，循胁里，出气街，绕毛际，横入髀厌中；其直者，从缺盆下腋，循胸，过季胁，下合髀厌中，以下循髀阳，出膝外廉，下外辅骨之前，直下抵绝骨之端，下出外踝之前，循足跗上，入小指次指之间；其支者，别跗上，入大指之间，循大指岐骨内出其端，还贯爪甲，出三毛。

语译：起于目外眦（瞳子髎），向上到达额角部（颔厌），下行至耳后（风池），沿着颈部行于手少阳经的前面，到肩上交出手少阳经的后面，向下进入缺盆部。

耳部的支脉：从耳后进入耳中，出走耳前，到目外眦后方。

外眦部的支脉：从目外眦处分出，下走大迎，会合于手少阳经到达目眶下，下行经颊车，由颈部向下会合前脉于缺盆，然后向下进入胸中，通过横膈，联络肝脏，属于胆，沿着胁肋内，出于少腹两侧腹股沟动脉部，经过外阴部毛际，横行入髋关节部（环跳）。

缺盆部直行的脉：下行腋部，沿着侧胸部，经过季胁，向下会合前脉于髋关节部，再向下沿着大腿的外侧，出于膝外侧，下行经腓骨前面，直下到达腓骨下段，再下到外踝的前面，沿足背部，进入足第4趾外侧端（足窍阴）。

足背部的支脉：从足临泣处分出，沿着第1、第2跖骨之间，出于大趾端，穿过趾甲，回过来到趾甲后的毫毛部（大敦，属肝经），与足厥阴肝经相接。

主要病候：口苦，目眩，疟疾，目外眦痛，缺盆部肿痛，腋下肿，胸、胁、股及下肢外侧痛，足外侧发热等证。

主治概要：本经腧穴主治侧头、目、耳、咽喉部疾病，神志病，热病及经脉循行部位的其他病证。

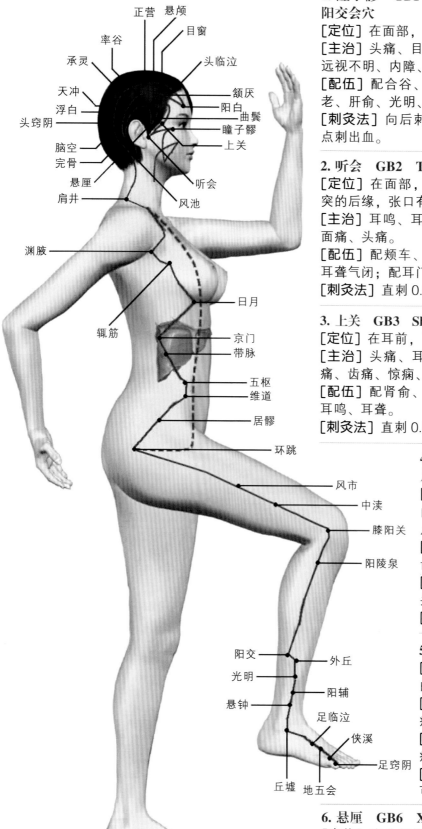

正营　悬颅
率谷
承灵
目窗
头临泣
天冲
额厌
浮白
阳白
头窍阴
曲鬓
脑空
瞳子髎
完骨
上关
悬厘
听会
肩井
风池
渊腋
日月
辄筋
京门
带脉
五枢
维道
居髎
环跳
风市
中渎
膝阳关
阳陵泉
阳交
外丘
光明
阳辅
悬钟
足临泣
侠溪
足窍阴
丘墟　地五会

1. 瞳子髎　GB1　Tóngzǐliáo，手太阳，手、足少阳交会穴
[定位] 在面部，目外眦旁，当眶外侧缘处。
[主治] 头痛、目赤、目痛、怕光羞明、迎风流泪、远视不明、内障、目翳。
[配伍] 配合谷、足临泣、睛明治目生内障；配养老、肝俞、光明、太冲治视物昏花。
[刺灸法] 向后刺或斜刺 0.3~0.5 寸；或用三棱针点刺出血。

2. 听会　GB2　Tīnghuì
[定位] 在面部，当耳屏间切迹的前方，下颌骨髁突的后缘，张口有凹陷处。
[主治] 耳鸣、耳聋、齿痛、下颌脱臼、口眼㖞斜、面痛、头痛。
[配伍] 配颊车、地仓治中风口眼㖞斜；配迎香治耳聋气闭；配耳门、听宫治下颌关节炎。
[刺灸法] 直刺 0.5 寸；可灸。

3. 上关　GB3　Shàngguān，手少阳、足阳明交会穴
[定位] 在耳前，下关直上，当颧弓的上缘凹陷处。
[主治] 头痛、耳鸣、耳聋、聤耳、口眼㖞斜、面痛、齿痛、惊痫、瘛疭。
[配伍] 配肾俞、翳风、太溪、听会治老年人肾虚耳鸣、耳聋。
[刺灸法] 直刺 0.5~0.8 寸；可灸。

4. 颔厌　GB4　Hànyàn，手少阳、足阳明交会穴
[定位] 在头部鬓发上，当头维与曲鬓弧形连线的上 1/4 与下 3/4 交点处。
[主治] 头痛、眩晕、目外眦痛、齿痛、耳鸣、惊痫。
[配伍] 透悬颅、悬厘、曲鬓治偏头痛；配外关、风池治眩晕。
[刺灸法] 直刺 0.3~0.4 寸；可灸。

5. 悬颅　GB5　Xuánlú
[定位] 在头部鬓发上，当头维与曲鬓弧形连线的中点处。
[主治] 偏头痛、面肿、目外眦痛、齿痛。
[配伍] 配曲池、合谷治热病头痛。
[刺灸法] 向后平刺 0.5~0.8 寸；可灸。

6. 悬厘　GB6　Xuánlí，手、足少阳，阳明交会穴
[定位] 在头部鬓发上，当头维与曲鬓弧形连线的上 3/4 与下 1/4 交点处。
[主治] 偏头痛、面肿、目外眦痛、耳鸣、上齿痛。
[配伍] 配束骨治癫痫。
[刺灸法] 向后平刺 0.5~0.8 寸；可灸。

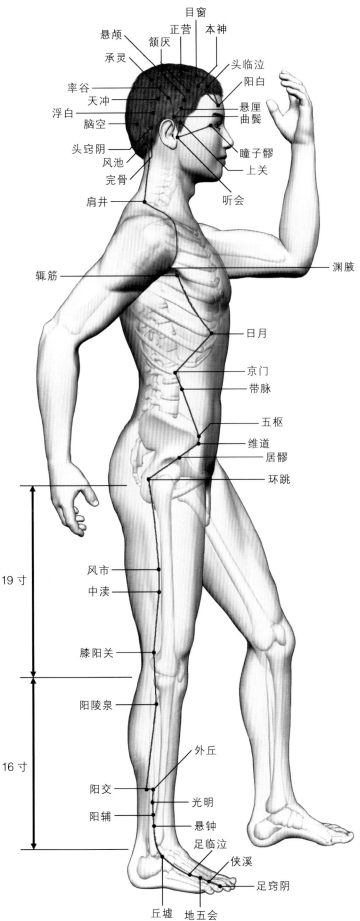

目窗
正营 本神
悬颅 颔厌
承灵
头临泣
率谷
阳白
天冲
悬厘
浮白
曲鬓
脑空
头窍阴
瞳子髎
风池
上关
完骨
听会
肩井

渊腋

辄筋

日月

京门
带脉

五枢
维道
居髎
环跳

19寸

风市
中渎

膝阳关

阳陵泉

16寸

外丘

阳交
光明
阳辅
悬钟
足临泣
侠溪
足窍阴
丘墟 地五会

7. 曲鬓 GB7 Qūbìn，足太阳、少阳交会穴
[定位] 在头部，当耳前鬓角发际后缘的垂线与耳尖水平线交点处。
[主治] 偏头痛、额颊肿、牙关紧闭、呕吐、齿痛、目赤肿痛、项强不得顾。
[配伍] 配风池、太冲治目赤肿痛；配下关、合谷、太冲治头痛、口噤不开。
[刺灸法] 向后平刺 0.5~0.8 寸；可灸。

8. 率谷 GB8 Shuàigǔ，足太阳、少阳交会穴
[定位] 在头部，当耳尖直上入发际 1.5 寸，角孙直上方。
[主治] 头痛、眩晕、呕吐、小儿惊风。
[配伍] 配印堂、太冲、合谷治小儿急慢惊风；配合谷、足三里治流行性腮腺炎。
[刺灸法] 平刺 0.5~1.0 寸；可灸。

9. 天冲 GB9 Tiānchōng，足太阳、少阳交会穴
[定位] 在头部，当耳根后缘直上入发际 2 寸，率谷后 0.5 寸。
[主治] 头痛、齿龈肿痛、癫痫、惊恐、瘿气。
[配伍] 配目窗、风池治头痛。
[刺灸法] 平刺 0.5~1.0 寸；可灸。

10. 浮白 GB10 Fúbái，足太阳、少阳交会穴
[定位] 在头部，当耳后乳突的后上方，天冲与完骨的弧形连线的中 1/3 与上 1/3 交点处。
[主治] 头痛、颈项强痛、耳鸣、耳聋、齿痛、瘰疬、瘿气、臂痛不举、足痿不行。
[配伍] 配肾俞、太溪、耳门治耳鸣、耳聋。
[刺灸法] 平刺 0.5~0.8 寸；可灸。

11. 头窍阴 GB11 Tóuqiàoyīn，足太阳、少阳交会穴
[定位] 在头部，当耳后乳突的后上方，天冲与完骨的弧形连线的中 1/3 与下 1/3 交点处。
[主治] 头痛、眩晕、颈项强痛、胸胁痛、口苦、耳鸣、耳聋、耳痛。
[配伍] 配支沟、太冲、风池治偏头痛。
[刺灸法] 平刺 0.5~0.8 寸；可灸。

12. 完骨 GB12 Wángǔ，足太阳、少阳交会穴
[定位] 在头部，当耳后乳突的后下方凹陷处。
[主治] 头痛、耳鸣、耳聋、颈项强痛、颊肿、喉痹、龋齿、口眼㖞斜、癫痫、疟疾。
[配伍] 配听会治耳鸣、耳聋；配颊车治口㖞；配风池、合谷治风热上犯喉痹、齿痛、疟腮。
[刺灸法] 斜刺 0.5~0.8 寸，向鼻尖方向针刺 1.5~2.0 寸治疗神经性耳聋；可灸。

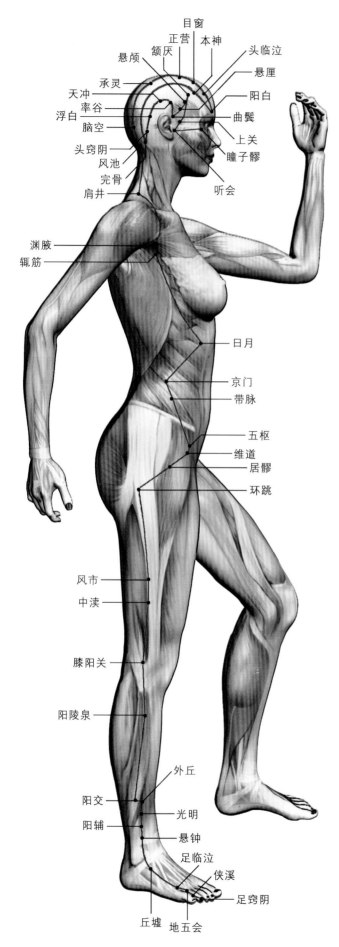

13. 本神　GB13　Běnshén，足太阳、阳维交会穴
[定位] 在头部，当前发际上 0.5 寸，神庭旁开 3 寸，神庭与头维连线的内 2/3 与外 1/3 交点处。
[主治] 头痛、目眩、癫痫、小儿惊风、颈项强痛、胸胁痛、半身不遂。
[配伍] 配前顶、囟会、天柱治小儿惊痫。
[刺灸法] 平刺 0.5~0.8 寸；可灸。

14. 阳白　GB14　Yángbái，足太阳、阳维交会穴
[定位] 在前额部，当瞳孔直上，眉上 1 寸。
[主治] 头痛、目眩、目痛、外眦疼痛、雀目。
[配伍] 透鱼腰治周围性面瘫额纹消失、上睑下垂。
[刺灸法] 平刺 0.5~0.8 寸；可灸。

15. 头临泣　GB15　Tóulínqì，足太阳、少阳、阳维交会穴
[定位] 在头部，当瞳孔直上入前发际 0.5 寸，神庭与头维连线的中点处。
[主治] 头痛、目眩、目赤痛、流泪、目翳、鼻塞、鼻渊、耳聋、小儿惊痫、热病。
[配伍] 配阳谷、腕骨、申脉治风眩；配肝俞治白翳。
[刺灸法] 平刺 0.5~0.8 寸；可灸。

16. 目窗　GB16　Mùchuāng，足少阳、阳维交会穴
[定位] 在头部，当前发际上 1.5 寸，头正中线旁开 2.25 寸。
[主治] 头痛、目眩、目赤肿痛、远视、近视、面目水肿、上齿龋肿、小儿惊痫。
[配伍] 配陷谷治面目水肿。
[刺灸法] 平刺 0.5~0.8 寸。可灸。

17. 正营　GB17　Zhèngyíng，足少阳、阳维交会穴
[定位] 在头部，当前发际上 2.5 寸，头正中线旁开 2.25 寸。
[主治] 头痛、头晕、目眩、唇吻强急、齿痛。
[配伍] 配阳白、太冲、风池治头痛。
[刺灸法] 平刺 0.5~0.8 寸；可灸。

18. 承灵　GB18　Chénglíng，足少阳、阳维交会穴
[定位] 在头部，当前发际上 4 寸，头正中线旁开 2.25 寸。
[主治] 头晕、眩晕、目痛、鼻渊、鼻衄、鼻窒、多涕。
[配伍] 配风池、风门、后溪治鼻衄。
[刺灸法] 平刺 0.5~0.8 寸；可灸。

19. 脑空　GB19　Nǎokōng，足少阳、阳维交会穴
[定位] 在头部，横平枕外隆突的上缘，风池直上。
[主治] 头痛、颈项强痛、目眩、目赤肿痛、鼻痛、耳聋、癫痫、惊悸、热病。
[配伍] 配大椎、照海、申脉治癫狂痫证；配悬钟、后溪治颈项强痛。
[刺灸法] 平刺 0.5~0.8 寸；可灸。

20. 风池 GB20 Fēngchí，足少阳、阳维交会穴

[定位] 在项部，当枕骨之下，与风府相平，胸锁乳突肌与斜方肌上端之间的凹陷处。

[主治] 头痛、眩晕、颈项强痛、目赤痛、目泪出、鼻渊、鼻衄、耳聋、气闭、中风、口眼㖞斜、疟疾、热病、感冒、瘿气。

[配伍] 配太阳、行间治偏头痛；配脑户、玉枕、风府、上星治目痛不能视；配百会、太冲、水沟、足三里、十宣治中风。

[刺灸法] 针尖微下，向鼻尖方向斜刺0.5~0.8寸；或平刺透风府或对侧穴；或向同侧眼球方向针刺1.5~2.0寸治偏头痛，针感可至头侧；可灸。

21. 肩井 GB21 Jiānjǐng，足少阳、阳维交会穴

[定位] 在肩上，前直乳中，当大椎与肩峰端连线的中点上。

[主治] 肩背痹痛、手臂不举、颈项强痛、乳痛、中风、瘰疬、难产、诸虚百损。

[配伍] 配足三里、阳陵泉治脚气酸痛；治疗乳腺炎特效穴。

[刺灸法] 直刺0.5~0.8寸，深部正当肺尖，慎不可深刺；可灸。

22. 渊腋 GB22 Yuānyè

[定位] 在侧胸部，举臂，当腋中线上，腋下3寸，第4肋间隙中。

[主治] 胸满、胁痛、腋下肿、臂痛不举。

[配伍] 配大包、支沟治胸胁痛、肋间神经痛。

[刺灸法] 斜刺0.5~0.8寸。

23. 辄筋 GB23 Zhéjīn

[定位] 在侧胸部，渊腋前1寸，平乳头，第4肋间隙中。

[主治] 胸胁痛、喘息、呕吐、吞酸、腋肿、肩臂痛。

[配伍] 配肺俞、定喘治胸闷喘息不得卧。

[刺灸法] 斜刺0.5~0.8寸；可灸。

24. 日月 GB24 Rìyuè，足太阴、少阳交会穴；胆募穴

[定位] 在上腹部，当乳头直下，第7肋间隙，前正中线旁开4寸。

[主治] 胁肋疼痛、胀满、呕吐、吞酸、呃逆、黄疸。

[配伍] 配期门、阳陵泉治胆石症；配支沟、丘墟治胁胀痛；配胆俞、腕骨治黄疸。

[刺灸法] 斜刺0.5~0.8寸；可灸。

25. 京门 GB25 Jīngmén，肾募穴

[定位] 在侧腰部，章门后1.8寸，当第12肋骨前游离端的下方。

[主治] 肠鸣、泄泻、腹胀、腰胁痛。

[配伍] 配身柱、筋缩、命门治脊强脊痛。

[刺灸法] 斜刺0.5~0.8寸；可灸。

26. 带脉 GB26 Dàimài，足少阳、带脉交会穴

[定位] 在侧腹部，章门下1.8寸，当第11肋骨游离端下方垂线与脐水平线的交点上。

[主治] 月经不调、赤白带下、疝气、腰胁痛。

[配伍] 配关元、气海、三阴交、白环俞、间使治赤白带下；配足临泣治腰软无力。

[刺灸法] 直刺0.5~0.8寸；可灸。

27. 五枢 GB27 Wǔshū，足少阳、带脉交会穴

[定位] 在侧腹部，当髂前上棘的前方，横平脐下3寸处。

[主治] 阴挺、赤白带下、月经不调、疝气、少腹痛、便秘、腰胯痛。

[配伍] 五枢透维道、气海俞、阳陵泉可进行针刺麻醉。

[刺灸法] 直刺0.8~1.5寸；可灸。

28. 维道 GB28 Wéidào，足少阳、带脉交会穴

[定位] 在侧腹部，当髂前上棘的前下方，五枢前下0.5寸。

[主治] 腰胯痛、少腹痛、阴挺、疝气、带下、月经不调、水肿。

[配伍] 配百会、气海、足三里、三阴交治气虚下陷之阴挺或带下症；配横骨、冲门、气冲、大敦

治疝气。

[刺灸法] 向前下方斜刺0.8~1.5寸；可灸。

29. 居髎 GB29 Jūliáo，阳跷、足少阳交会穴

[定位] 在髋部，当髂前上棘与股骨大转子最凸点连线的中点处。

[主治] 腰腿痹痛、瘫痪、足痿、疝气。

[配伍] 配环跳、委中治腿风湿痛。

[刺灸法] 直刺或斜刺1.5~2.0寸；可灸。

30. 环跳 GB30 Huántiào，足少阳、太阳交会穴。

[定位] 在股外侧部，侧卧屈股，当股骨大转子最凸点与骶管裂孔连线的外1/3与中1/3交点处。

[主治] 腰胯疼痛、半身不遂、下肢痿痹、遍身风疹、挫闪腰疼、膝踝肿痛不能转侧。

[配伍] 配太白、足三里、阳陵泉、丰隆、飞扬治下肢静脉炎；配风市、膝阳关、阳陵泉、丘墟治少阳型坐骨神经痛；配居髎、风市、中渎治股外侧皮神经炎；配髀关、伏兔、风市、足三里、阳陵泉、太冲、太溪治小儿麻痹，肌萎缩，中风半身不遂。

[刺灸法] 直刺2.0~2.5寸，深部正当坐骨神经，针感可传至足；可灸。

31. 风市 GB31 Fēngshì

[定位] 在大腿外侧部的中线上，当腘横纹上7寸。或直立垂手时，中指尖处。

[主治] 中风半身不遂、下肢痿痹、麻木、遍身瘙痒、脚气。

[配伍] 配曲池、血海治瘾疹。

[刺灸法] 直刺1.0~1.5寸；可灸。

32. 中渎 GB32 Zhōngdú

[定位] 在大腿外侧，当风市下2寸，或腘横纹上5寸，股外肌与股二头肌之间。

[主治] 下肢痿痹、麻木、半身不遂。

[配伍] 配环跳、膝阳关、阳陵泉、足三里治中风后遗症。

[刺灸法] 直刺1.0~1.5寸；可灸。

33. 膝阳关 GB33 Xīyángguān

[定位] 在膝外侧，当股骨外上髁上方的凹陷处。

[主治] 膝膑肿痛、腘筋挛急、小腿麻木。

[配伍] 配血海、膝关、犊鼻、丰隆治膝关节炎。

[刺灸法] 直刺 0.8~1.0 寸。

34. 阳陵泉 GB34 Yánglíngquán，合穴；胆下合穴；八会穴之筋会

[定位] 在小腿外侧，当腓骨小头前下方凹陷处。

[主治] 半身不遂、下肢麻木、膝肿痛、脚气、胁肋痛、口苦、呕吐、黄疸、小儿惊风、破伤风。

[配伍] 配曲池治半身不遂；配日月、期门、胆俞、至阳治黄疸、胆囊炎、胆结石；配足三里、上廉治胸胁痛；透阴陵泉治下肢痿、痹、瘫。

[刺灸法] 直刺或斜向下斜刺 1.0~1.5 寸；可灸。

35. 阳交 GB35 Yángjiāo，阳维脉郄穴

[定位] 在小腿外侧，当外踝尖上 7 寸，腓骨后缘。

[主治] 胸胁胀满疼痛、面肿、惊狂、癫疾、瘈疭、膝股痛、下肢痿痹。

[配伍] 配支沟、相应节段夹脊穴治带状疱疹之神经痛；配阳辅、悬钟、行间、昆仑、丘墟治两足麻木。

[刺灸法] 直刺 0.5~0.8 寸；可灸。

36. 外丘 GB36 Wàiqiū，郄穴

[定位] 在小腿外侧，当外踝尖上 7 寸，腓骨前缘，平阳交。

[主治] 颈项强痛、胸胁痛、疯犬伤毒不出、下肢痿痹、癫疾、小儿龟胸。

[配伍] 配腰奇、间使、丰隆、百会治癫痫；配环跳、伏兔、阳陵泉、阳交治下肢痿、痹、瘫。

[刺灸法] 直刺 0.5~0.8 寸；可灸。

37. 光明 GB37 Guāngmíng，络穴

[定位] 在小腿外侧，当外踝尖上 5 寸，腓骨前缘。

[主治] 目痛、夜盲、乳胀痛、膝痛、下肢痿痹、颊肿。

[配伍] 配肝俞、风池、目窗、睛明治青光眼和早期白内障。

[刺灸法] 直刺 0.5~0.8 寸；可灸。

38. 阳辅 GB38 Yángfǔ，经穴

[定位] 在小腿外侧，当外踝尖上 4 寸，腓骨前缘稍前方。

[主治] 偏头痛、目外眦痛、缺盆中痛、腋下痛、瘈疭、胸痛、胁痛、下肢外侧痛、疟疾、半身不遂。

[配伍] 配陵后、飞扬、金门治下肢痿痹瘫之足内翻畸形。

[刺灸法] 直刺 0.5~0.8 寸。

39. 悬钟 GB39 Xuánzhōng，八会穴之髓会

[定位] 在小腿外侧，当外踝尖上 3 寸，腓骨前缘。

[主治] 半身不遂、颈项强痛、胸腹胀满、胁肋疼痛、膝腿痛、脚气、腋下肿。

[配伍] 配血海、曲池治瘾疹；配昆仑、合谷、肩髃、曲池、足三里治半身不遂；配后溪、列缺治项强、落枕。

[刺灸法] 直刺 0.5~0.8 寸；可灸。

40. 丘墟 GB40 Qiūxū，原穴

[定位] 在踝区，外踝的前下方，趾长伸肌腱的外侧凹陷中。

[主治] 外踝肿痛、颈项痛、下肢痿痹、疟疾、疝气、目赤肿痛、目生翳膜、中风偏瘫。

[配伍] 配商丘治踝关节扭伤；配昆仑、悬钟治踝跟足痛；配中渎治胁痛；配大敦、阴市、照海治卒疝。

[刺灸法] 直刺 0.5~0.8 寸；可灸。

41. 足临泣 GB41 Zúlínqì，输穴；八脉交会穴，通带脉

[定位] 在足背外侧，当足 4 趾本节（第 4 趾关节）的后方，小趾伸肌腱的外侧凹陷处。

[主治] 头痛，目眩，乳痈，瘰疬，胁肋痛，疟疾，中风偏瘫，足跗肿痛。

[配伍] 配三阴交治痹证；配三阴交、中极治月事不利；配带脉治腰软无力。

[刺灸法] 直刺 0.5~0.8 寸；可灸。

42. 地五会 GB42 Dìwǔhuì

[定位] 在足背外侧，当足 4 趾本节（第 4 趾关节）的后方，第 4、第 5 趾骨之间，小趾伸肌腱的内侧缘凹陷处。

[主治] 头痛、目赤痛、耳鸣、耳聋、胸满、胁痛、腋肿、乳痛、跗肿。

[配伍] 配耳门、足三里治耳鸣、腰痛。

[刺灸法] 直刺或斜刺 0.5~0.8 寸。

43. 侠溪 GB43 Xiáxī，荥穴

[定位] 在足背外侧，当第 4、第 5 趾间，趾蹼缘后方赤白肉际处。

[主治] 头痛、眩晕、惊悸、耳鸣、耳聋、目外眦赤痛、颊肿、胸胁痛、膝股痛、足跗肿痛、疟疾。

[配伍] 配太阳、太冲、风池治眩晕、头痛。

[刺灸法] 直刺或斜刺 0.3~0.5 寸；可灸。

44. 足窍阴 GB44 Zúqiàoyīn，井穴

[定位] 在第 4 趾末节外侧，距趾甲角 0.1 寸。

[主治] 偏头痛、目眩、目赤肿痛、耳聋、耳鸣、喉痹、胸胁痛、足跗肿痛、多梦、热病。

[配伍] 配水沟、太冲、中冲、百会、风池急救中风昏迷。

[刺灸法] 直刺 0.1~0.2 寸；可灸。

第十二章 足厥阴肝经经络循行及穴位

原文：肝足厥阴之脉，起于大指丛毛之际，上循足跗上廉；去内踝一寸，上踝八寸，交出太阴之后，上腘内廉，循股阴，入毛中，过阴器，抵小腹，挟胃属肝络胆，上贯膈，布胁肋，循喉咙之后，上入颃颡，连目系，上出额，与督脉会于巅；其支者，从目系下颊里，环唇内；其支者，复从肝别贯膈，上注肺。

语译：起于足大趾上毫毛部（大敦），沿着足跗部向上，经过内踝前 1 寸处（中封），向上至内踝上 8 寸处交出于足太阴经的后面，上行膝内侧，沿着股部内侧，进入阴毛中，绕过阴部，上达小腹，挟着胃旁，属于肝脏，联络胆腑，向上通过横膈，分布于胁肋，沿着喉咙的后面，向上进入鼻咽部，连接于"目系"（眼球连系于脑的部位），向上出于前额，与督脉会合于巅顶。

"目系"的支脉：下行颊里，环绕唇内。

肝部的支脉：从肝分出，通过横膈，向上流注于肺，与手太阴肺经相接。

主要病候：胸满，呕逆，飧泄，嗌干，遗尿，癃闭，腰痛，疝气，少腹肿等。

主治概要：本经腧穴主治肝胆、妇科、前阴病及经脉循行部位的其他病证。

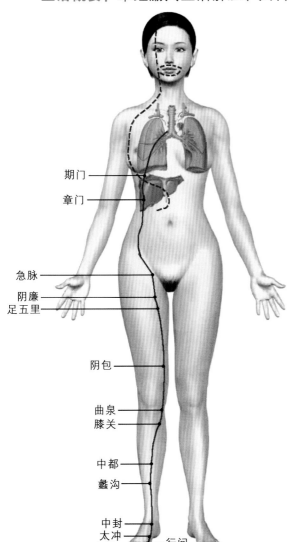

期门
章门
急脉
阴廉
足五里
阴包
曲泉
膝关
中都
蠡沟
中封
太冲
大敦
行间

1. 大敦 LR1 Dàdūn，井穴
[定位] 在足大趾末节外侧，距趾甲角 0.1 寸。
[主治] 疝气、缩阴、阴中痛、月经不调、血崩、尿血、癃闭、遗尿、淋疾、癫狂、痫证、少腹痛。
[配伍] 配内关、水沟治癫、狂、痫和中风昏仆；配气冲治疝气。
[刺灸法] 斜刺 0.1~0.2 寸，或用三棱针点刺出血；可灸。

2. 行间 LR2 Xíngjiān，荥穴
[定位] 在足背侧，当第 1、第 2 趾间，趾蹼缘的后方赤白肉际处。
[主治] 痛经、白带、阴中痛、遗尿、疝气、胸胁满痛、头痛、眩晕、目赤痛、青盲、中风、癫痫、失眠、口㖞、膝肿、下肢内侧痛、足跗肿痛。
[配伍] 配睛明治青光眼、降眼压；配中脘、肝俞、胃俞治肝气犯胃之胃痛；配中府、孔最治肝火犯肺干咳或咯血。
[刺灸法] 直刺 0.5~0.8 寸；可灸。

3. 太冲 LR3 Tàichōng，输穴；原穴
[定位] 在足背侧，当第 1、第 2 跖骨结合部前下凹陷处。
[主治] 头痛、眩晕、疝气、月经不调、癃闭、遗尿、小儿惊风、癫狂、痫证、胁痛、腹胀、黄疸、呕逆、咽痛嗌干、目赤肿痛、膝股内侧痛、足跗肿、下肢痿痹。
[配伍] 配期门、肝俞治郁证；配大敦治七疝；配合谷为开四关治高血压；配肝俞、膈俞、太溪、血海治贫血、羸瘦；配间使、鸠尾、心俞、肝俞治癫狂痫。
[刺灸法] 直刺 0.5~0.8 寸；可灸。
[附注] 疏肝理气要穴；与合谷构成"四关穴"，运行全身气血。

4. 中封　LR4　Zhōngfēng，经穴
[定位] 在踝区，内踝前，胫骨前肌腱的内侧缘凹陷中。
[主治] 疝气、阴茎痛、遗精、小便不利、黄疸、胸腹胀满、腰痛、足冷、内踝肿痛。
[配伍] 配足三里、阴廉治阴缩入腹、阴茎痛、遗精、淋症、小便不利。
[刺灸法] 直刺 0.5~0.8 寸；可灸。

5. 蠡沟　LR5　Lígōu，络穴
[定位] 在小腿内侧，当足内踝尖上 5 寸，胫骨内侧面的中央。
[主治] 月经不调、赤白带下、阴挺、阴痒、疝气、小便不利、睾丸肿痛、小腹痛、腰背拘急不可俯仰、胫部酸痛。
[配伍] 配百虫窝、阴陵泉、三阴交治滴虫性阴道炎；配大敦、气冲治睾肿、卒疝、赤白带下。
[刺灸法] 平刺 0.5~0.8 寸；可灸。

6. 中都　LR6　Zhōngdū，郄穴
[定位] 在小腿内侧，当足内踝尖上 7 寸，胫骨内侧面的中央。
[主治] 胁痛、腹胀、泄泻、疝气、小腹痛、崩漏、恶露不尽。
[配伍] 配血海、三阴交治月经过多和崩漏、产后恶露不绝；配合谷、次髎、三阴交治痛经。
[刺灸法] 平刺 0.5~0.8 寸；可灸。

7. 膝关　LR7　Xīguān
[定位] 在小腿内侧，当胫骨内侧髁的后下方，阴陵泉后 1 寸，腓肠肌内侧头的上部。
[主治] 膝膑肿痛、寒湿走注、历节风痛、下肢痿痹。
[配伍] 配委中、足三里治两膝红肿疼痛。
[刺灸法] 直刺 0.8~1.0 寸；可灸。

8. 曲泉　LR8　Qūquán，合穴
[定位] 在膝部，腘横纹内侧端，半腱肌腱内缘凹陷中。
[主治] 月经不调、痛经、白带、阴挺、阴痒、产后腹痛、遗精、阳痿、疝气、小便不利、头痛、目眩、癫狂、膝膑肿痛、下肢痿痹。
[配伍] 配丘墟、阳陵泉治胆道疾患；配支沟、阳陵泉治心腹疼痛、乳房胀痛、疝痛；配归来、三阴交治肝郁气滞之痛经、月经不调。
[刺灸法] 直刺 1.0~1.5 寸；可灸。

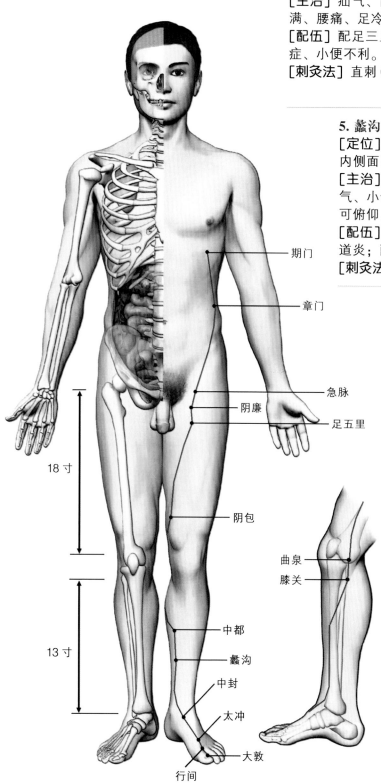

期门
章门
急脉
阴廉
足五里
18 寸
阴包
曲泉
膝关
中都
蠡沟
中封
太冲
大敦
行间
13 寸

9. 阴包　LR9　Yīnbāo

[定位] 在大腿内侧，当股骨内上髁上 4 寸，股内肌与缝匠肌之间。

[主治] 月经不调、遗尿、小便不利、腰骶痛引小腹。

[配伍] 配交信治月经不调；配箕门、足五里、血海治膝股内侧疼痛，小儿麻痹的肌萎缩。

[刺灸法] 直刺 0.8~1.0 寸；可灸。

10. 足五里　LR10　Zúwǔlǐ

[定位] 在大腿内侧，当气冲直下 3 寸，大腿根部，耻骨结节的下方，长收肌的外缘。

[主治] 少腹胀痛、小便不通、阴挺、睾丸肿痛、嗜卧、四肢倦怠。

[配伍] 配三阳络、天井、厉兑、三间治嗜卧。

[刺灸法] 直刺 0.5~0.8 寸；可灸。

11. 阴廉　LR11　Yīnlián

[定位] 在大腿内侧，当气冲直下 2 寸，大腿根部，耻骨结节的下方，长收肌的外缘。

[主治] 月经不调、赤白带下、少腹疼痛、股内侧痛、下肢挛急。

[配伍] 配肾俞、大赫、命门、太溪治妇人不孕、男子不育症；配委中、次髎、膀胱俞治膀胱炎、膀胱结石。

[刺灸法] 直刺 0.8~1.0 寸；可灸。

12. 急脉　LR12　Jímài

[定位] 在耻骨结节的外侧，当气冲外下腹股沟股动脉搏动处，前正中线旁开 2.5 寸。

[主治] 疝气、阴挺、阴茎痛、少腹痛、股内侧痛。

[配伍] 配大敦治疝气、阴挺、阴茎痛、阳痿。

[刺灸法] 避开动脉直刺 0.5~1.0 寸；可灸。

13. 章门　LR13　Zhāngmén，脾募穴；八会穴之脏会

[定位] 在侧腹部，当第 11 肋游离端的下方。

[主治] 腹痛、腹胀、肠鸣、泄泻、呕吐、神疲肢倦、胸胁痛、黄疸、痞块、小儿疳积、腰脊痛。

[配伍] 配足三里治荨麻疹、组织胺过敏症。

[刺灸法] 斜刺 0.5~0.8 寸；可灸。

14. 期门　LR14　Qīmén，肝募穴

[定位] 在胸部，当乳头直下，第 6 肋间隙，前正中线旁开 4 寸。

[主治] 胸胁胀满疼痛、呕吐、呃逆、吞酸、腹胀、泄泻、饥不欲食、胸中热、咳喘、奔豚、疟疾、伤寒热入血室。

[配伍] 配大敦治疝气；配肝俞、公孙、太冲、内关治胆囊炎、胆结石。

[刺灸法] 斜刺 0.5~0.8 寸；可灸。

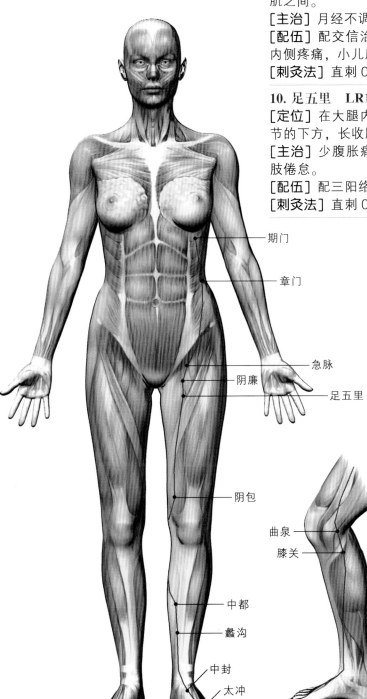

期门
章门
急脉
阴廉
足五里
阴包
曲泉
膝关
中都
蠡沟
中封
太冲
大敦
行间

第十三章　督　脉

原文：《难经·二十八难》：督脉者，起于下极之俞，并于脊里，上至风府，入属于脑。

语译：起于小腹内（胞中），下出于会阴部，向后从尾骨端（长强）行于脊柱的内部，上达项后风府，进入脑内，直行至巅顶，沿前额下行鼻柱，止于上齿龈（龈交）。

主要病候：脊柱强痛、角弓反张等症。

主治概要：本经腧穴主治神志病，热病，腰骶、背、头项、局部病证及相应的内脏病证。

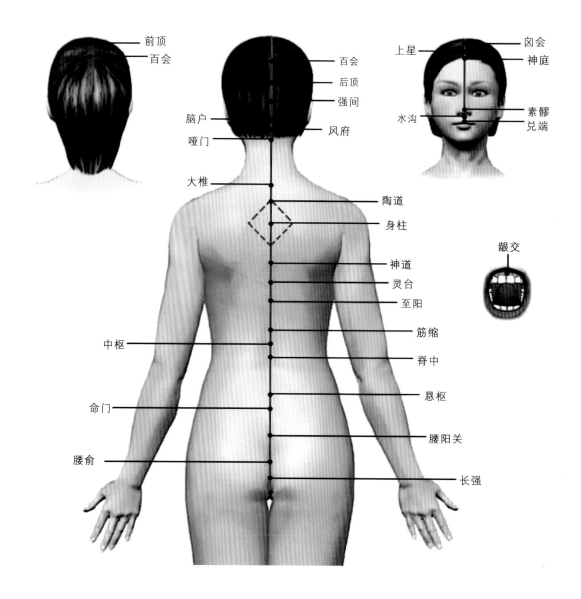

1. 长强　DU1　Chángqiáng，络穴

[定位] 在尾骨端下，当尾骨端与肛门连线的中点处。

[主治] 泄泻、痢疾、便秘、便血、痔疾、癫狂、脊强反折、癃淋、阴部湿痒、腰脊及尾骶部疼痛。

[配伍] 配二白、百会（灸）治脱肛、痔疮。

[刺灸法] 斜刺，针尖向上与骶骨平行刺入 0.5~1.0 寸。不得刺穿直肠，以防感染。不灸。

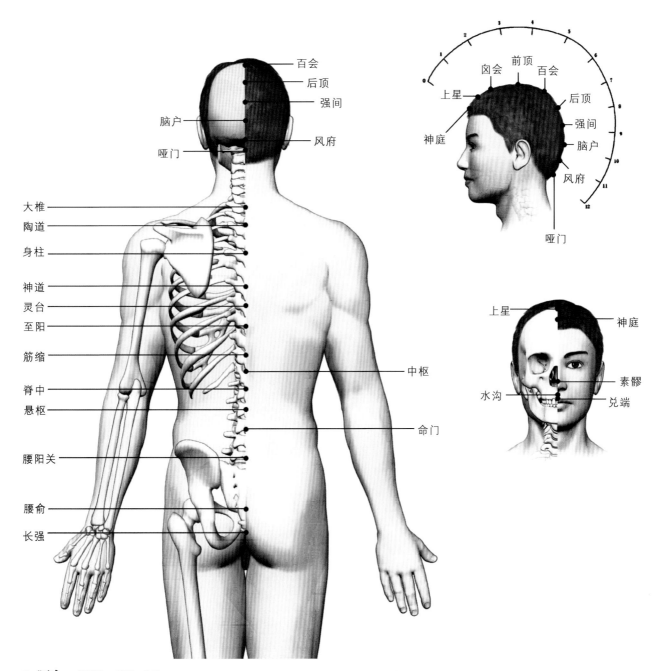

2. 腰俞 DU2 Yāoshū

[定位] 在骶部，当后正中线上，适对骶管裂孔。

[主治] 腰脊强痛、腹泻、便秘、痔疾、脱肛、便血、癫痫、淋浊、月经不调、下肢痿痹。

[配伍] 配膀胱俞、长强、气冲、上髎、下髎、居髎治腰脊冷痛。

[刺灸法] 向上斜刺 0.5~1.0 寸；可灸。

3. 腰阳关 DU3 Yāoyángguān

[定位] 在腰部，当后正中线上，第 4 腰椎棘突下凹陷中。

[主治] 腰骶疼痛、下肢痿痹、月经不调、赤白带下、遗精、阳痿、便血。

[配伍] 配腰夹脊、秩边、承山、飞扬治坐骨神经痛、腰腿痛；配膀胱俞、三阴交治遗尿、尿频。

[刺灸法] 直刺 0.5~1.0 寸；可灸。

4. 命门 DU4 Mìngmén

[定位] 在腰部，当后正中线上，第 2 腰椎棘突下凹陷中。

[主治] 虚损腰痛、脊强反折、遗尿、尿频、泄泻、遗精、白浊、阳痿、早泄、赤白带下、胎屡坠、五劳七伤、头晕耳鸣、癫痫、惊恐、手足逆冷。

[配伍] 灸命门、隔盐灸神阙治中风脱症；配关元、肾俞、神阙（艾灸）治五更泄；补命门、肾俞、三阴交治肾虚腰痛；泻命门、阿是穴、委中、腰夹脊穴治腰扭伤痛和肥大性脊柱炎；配大肠俞、膀胱俞、阿是穴治寒湿痹腰痛。

[刺灸法] 直刺 0.5~1.0 寸；可灸。

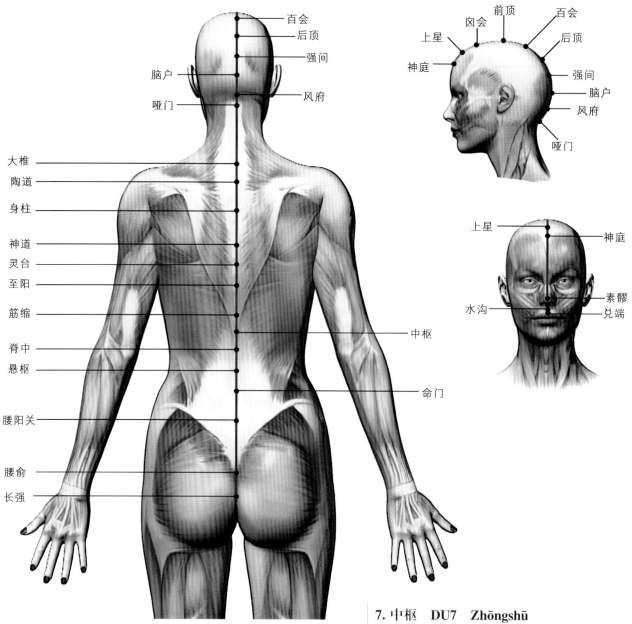

大椎
陶道
身柱
神道
灵台
至阳
筋缩
脊中
悬枢
腰阳关
腰俞
长强

百会
后顶
强间
脑户
哑门
风府

中枢
命门

上星
神庭
囟会
前顶
百会
后顶
强间
脑户
风府
哑门

上星
神庭
水沟
素髎
兑端

5. 悬枢　DU5　Xuánshū

[定位] 在腰部，当后正中线上，第1腰椎棘突下凹陷中。

[主治] 腰脊强痛，腹胀、腹痛、完谷不化、泄泻、痢疾。

[配伍] 配委中、肾俞治腰脊强痛；配足三里、太白治完谷不化、泄泻。

[刺灸法] 直刺0.5~1.0寸；可灸。

6. 脊中　DU6　Jǐzhōng

[定位] 在背部，当后正中线上，第11胸椎棘突下凹陷中。

[主治] 腰脊强痛、黄疸、腹泻、痢疾、小儿疳积、痔疾、脱肛、便血、癫痫。

[配伍] 配足三里、中脘治腹胀胃痛；配上巨虚、下巨虚治腹泻；配鸠尾、大椎、丰隆治癫痫；配肾俞、太溪治腰膝痛。

[刺灸法] 斜刺0.5~1.0寸。

7. 中枢　DU7　Zhōngshū

[定位] 在背部，当后正中线上，第10胸椎棘突下凹陷中。

[主治] 黄疸、呕吐、腹满、胃痛、食欲不振、腰背痛。

[配伍] 配命门、腰眼、阳陵泉、后溪治腰脊痛。

[刺灸法] 斜刺0.5~1.0寸；可灸。

8. 筋缩　DU8　Jīnsuō

[定位] 在背部，当后正中线上，第9胸椎棘突下凹陷中。

[主治] 癫狂、惊痫、抽搐、脊强、背痛、胃痛、黄疸、四肢不收、筋挛拘急。

[配伍] 配角孙、瘈脉治小儿惊痫、瘛疭、角弓反张；配通里治癫痫；配水道治脊强。

[刺灸法] 斜刺0.5~1.0寸；可灸。

9. 至阳 DU9 Zhìyáng

[定位] 在背部,当后正中线上,第7胸椎棘突下凹陷中。

[主治] 胸胁胀痛、腹痛、黄疸、咳嗽、气喘、腰背疼痛、脊强、身热。

[配伍] 配曲池、阳陵泉、脾俞治黄疸;配天枢、大肠俞治腹胀、肠鸣、泄泻。

[刺灸法] 斜刺0.5~1.0寸;可灸。

10. 灵台 DU10 Língtái

[定位] 在背部,当后正中线上,第6胸椎棘突下凹陷中。

[主治] 咳嗽、气喘、项强、脊痛、身热、疔疮。

[配伍] 配阳陵泉、支沟治胸胁痛;配身柱、至阳治背痛;配胆俞、阳陵泉、太冲治黄疸。

[刺灸法] 斜刺0.5~1.0寸;可灸。

11. 神道 DU11 Shéndào

[定位] 在背部,当后正中线上,第5胸椎棘突下凹陷中。

[主治] 心痛、惊悸、怔忡、失眠健忘、中风不语、癫痫、腰脊强、肩背痛、咳嗽、气喘。

[配伍] 配神门治健忘惊悸;配心俞、厥阴俞、内关、通里、曲泽治胸痹。

[刺灸法] 斜刺0.5~1.0寸;可灸。

12. 身柱 DU12 Shēnzhù

[定位] 在背部,当后正中线上,第3胸椎棘突下凹陷中。

[主治] 身热头痛、咳嗽、气喘、惊厥、癫狂痫、腰脊强痛、疔疮发背。

[配伍] 配水沟、内关、丰隆、心俞治癫狂痫;配灵台、合谷、委中治疔毒。

[刺灸法] 斜刺0.5~1.0寸;可灸。

13. 陶道 DU13 Táodào

[定位] 在背部,当后正中线上,第1胸椎棘突下凹陷中。

[主治] 头痛项强、恶寒发热、咳嗽、气喘、骨蒸潮热、胸痛、脊背酸痛、疟疾、癫狂、角弓反张。

[配伍] 配肾俞、腰阳关、委中治胸背痛。

[刺灸法] 斜刺0.5~1.0寸;可灸。

14. 大椎 DU14 Dàzhuī,督脉、手、足三阳脉交会穴

[定位] 在后正中线上,第7颈椎棘突下凹陷中。

[主治] 热病、疟疾、咳嗽、喘逆、骨蒸潮热、项强、肩背痛、腰脊强、角弓反张、小儿惊风、癫狂痫、五劳虚损、七伤乏力、中暑、霍乱、呕吐、黄疸、风疹。

[配伍] 配曲池、合谷泄热;配大椎、定喘、孔最治哮喘;配肺俞治虚损、盗汗、劳热;配间使、乳根治脾虚发疟;配四花穴治百日咳(双膈俞、双胆俞);配合谷治白细胞减少;配足三里、命门提高机体免疫力;配腰奇、间使治癫痫。

[刺灸法] 斜刺0.5~1.0寸;可灸。

15. 哑门 DU15 Yǎmén

[定位] 在项部,当后发际正中直上0.5寸,第1颈椎下。

[主治] 舌缓不语、音哑、头重、头痛、颈项强急、脊强反折、中风尸厥、癫狂痫、癔病、衄血、重舌、呕吐。

[配伍] 配人中、廉泉治舌强不语、暴喑、咽喉炎;配百会、人中、丰隆、后溪治癫狂、癫痫;配脑户、百会、风池、太溪、肾俞治大脑发育不全。

[刺灸法] 伏案正坐位,使头微前倾,项肌放松,向下颌方向缓慢刺入0.5~1.0寸。

16. 风府 DU16 Fēngfǔ

[定位] 在项部,当后发际正中直上1寸,枕外隆突直下,两侧斜方肌之间凹陷处。

[主治] 癫狂痫、癔病、中风不语、悲恐惊悸、半身不遂、眩晕、颈项强痛、咽喉肿痛、目痛、鼻衄。

[配伍] 配昆仑治癫狂、多言;配二间、迎香治鼽衄;配金津、玉液、廉泉治舌强难言。

[刺灸法] 伏案正坐位,使头微前倾,项肌放松,向下颌方向缓慢刺入0.5~1.0寸。针尖不可向上,以免刺入枕骨大孔,误伤延髓。

17. 脑户 DU17 Nǎohù

[定位] 在头部,枕外隆突的上缘凹陷中。

[主治] 头重、头痛、面赤、目黄、眩晕、面痛、音哑、项强、癫狂痫。

[配伍] 配通天、脑空治头重痛;配人中、太冲、丰隆治癫狂痫。

[刺灸法] 平刺0.5~0.8寸;可灸。

18. 强间 DU18 Qiángjiān

[定位] 在头部,当后发际正中直上4寸(脑户上1.5寸)。

[主治] 头痛、目眩、颈项强痛、癫狂痫、烦心、失眠。

[配伍] 配后溪、至阴治后头痛、目眩;配丰隆治头痛难忍。

[刺灸法] 平刺0.5~0.8寸;可灸。

19. 后顶 DU19 Hòudǐng

[定位] 在头部,当后发际正中直上5.5寸(脑户上3寸)。

[主治] 头痛、眩晕、项强、癫狂痫、烦心、失眠。

[配伍] 配百会、合谷治头顶剧痛;配外丘治颈项痛、恶风寒。

[刺灸法] 平刺0.5~0.8寸;可灸。

20. 百会 DU20 Bǎihuì，督脉、足太阳交会穴

[定位] 在头部，当前发际正中直上 5 寸，或两耳尖连线中点处。

[主治] 头痛、眩晕、惊悸、健忘、尸厥、中风不语、癫狂痫、瘾病、耳鸣、鼻塞、脱肛、痔疾、阴挺、泄泻。

[配伍] 配脑空、天柱治头风；配人中、十宣、足三里治昏厥；配足三里、长强、承山治脱肛；配人中、合谷、间使、气海、关元治尸厥、卒中、气脱；配耳穴的神门埋揿针戒烟；配养老、百会、风池、足临泣治梅尼埃病；针百会透曲鬓、天柱治脑血管痉挛、偏头痛；配水沟、足三里治低血压。

[刺灸法] 平刺 0.5~0.8 寸；可灸。

21. 前顶 DU21 Qiándǐng

[定位] 在头部，当前发际正中直上 3.5 寸（百会前 0.5 寸）。

[主治] 癫痫、头晕、目眩、头顶痛、鼻渊、目赤肿痛、小儿惊风。

[配伍] 配人中治面肿虚浮；配百会治目暴赤肿。

[刺灸法] 平刺 0.3~0.5 寸；可灸。

22. 囟会 DU22 Xìnhuì

[定位] 在头部，当前发际正中直上 2 寸（百会前 3 寸）。

[主治] 头痛、目眩、面赤暴肿、鼻渊、鼻衄、鼻痔、鼻痛、癫疾、嗜睡、小儿惊风。

[配伍] 配玉枕治头风；配百会治多睡；配头维、太阳、合谷治头痛目眩；配前顶、天柱、本神治小儿惊痫。

[刺灸法] 平刺 0.3~0.5 寸，小儿禁刺；可灸。

23. 上星 DU23 Shàngxīng

[定位] 在头部，当前发际正中直上 1 寸。

[主治] 头痛、眩晕、目赤肿痛、迎风流泪、面赤肿、鼻渊、鼻衄、鼻痔、鼻痛、癫狂痫、小儿惊风、疟疾、热病。

[配伍] 配迎香、通天治鼻塞；配合谷、太冲治头目痛；配印堂、素髎、百会、迎香、合谷、曲池、列缺、支沟治酒渣鼻。

[刺灸法] 平刺 0.5~0.8 寸；可灸。

24. 神庭 DU24 Shéntíng

[定位] 在头部，当前发际正中直上 0.5 寸。

[主治] 头痛、眩晕、目赤肿痛、泪出、目翳、雀目、鼻渊、鼻衄、癫狂痫、角弓反张。

[配伍] 配行间治目泪出；配囟会治中风不语；配兑端、承浆治癫痫呕沫。

[刺灸法] 平刺 0.3~0.5 寸；可灸。

25. 素髎 DU25 Sùliáo

[定位] 在面部，当鼻尖的正中央。

[主治] 鼻塞、鼻衄、鼻流清涕、鼻中肉、鼻渊、酒渣鼻、惊厥、昏迷、新生儿窒息。

[配伍] 配百会、足三里治低血压休克；配迎香、合谷治鼻渊。

[刺灸法] 向上斜刺 0.3~0.5 寸，或点刺出血；不灸。

26. 水沟 DU26 Shuǐgōu

[定位] 在面部，当人中沟的上 1/3 与中 1/3 交点处。

[主治] 昏迷、晕厥、暑病、癫狂痫、急慢惊风、鼻塞、鼻衄、风水面肿、齿痛、牙关紧闭、黄疸、消渴、霍乱、脊膂强痛、挫闪腰疼。

[配伍] 配百会、十宣、涌泉治昏迷急救。中暑加委中、尺泽，溺水窒息加会阴，癫狂加内关，瘾病发作加合谷透劳宫；配委中治急性腰扭伤。

[刺灸法] 向上斜刺 0.3~0.5 寸，或用指甲按掐；不灸。

27. 兑端 DU27 Duìduān

[定位] 在面部，上唇结节中点。

[主治] 昏迷、晕厥、癫狂、瘾病、消渴嗜饮、口疮臭秽、齿痛、口噤、鼻塞。

[配伍] 配本神治癫痫呕沫。

[刺灸法] 斜刺 0.2~0.3 寸；不灸。

28. 龈交 DU28 Yínjiāo

[定位] 在上唇内，唇系带与上齿龈的相接处。

[主治] 齿龈肿痛、口臭、齿衄、鼻渊、面赤颊肿、唇吻强急、面部疮癣、两腮生疮、癫狂、项强。

[配伍] 配承浆治口臭难近；配上关、大迎、翳风治口噤不开。

[刺灸法] 向上斜刺 0.2~0.3 寸，不灸。

第十四章　任　脉

原文：《素问·骨空论》："任脉者，起于中极之下，以上毛际，循腹里，上关元，至咽喉，上颐，循面，入目。"

语译：起于小腹内，下出会阴部，向前上行于阴毛部，在腹内沿前正中线上行，经关元等穴至咽喉部，再上行环绕口唇，进入目眶下，联系于目。

主要病候：疝气、带下、腹中结块等症。

主治概要：本经腧穴主治腹、胸、颈、头面部的局部病证及相应的内脏器官病证，部分腧穴有强壮作用或可治疗神志病。

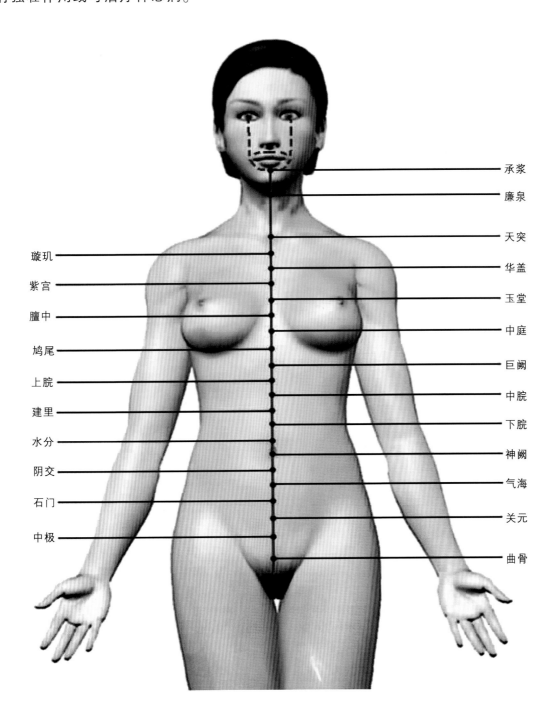

承浆
廉泉
天突
华盖
玉堂
中庭
巨阙
中脘
下脘
神阙
气海
关元
曲骨

璇玑
紫宫
膻中
鸠尾
上脘
建里
水分
阴交
石门
中极

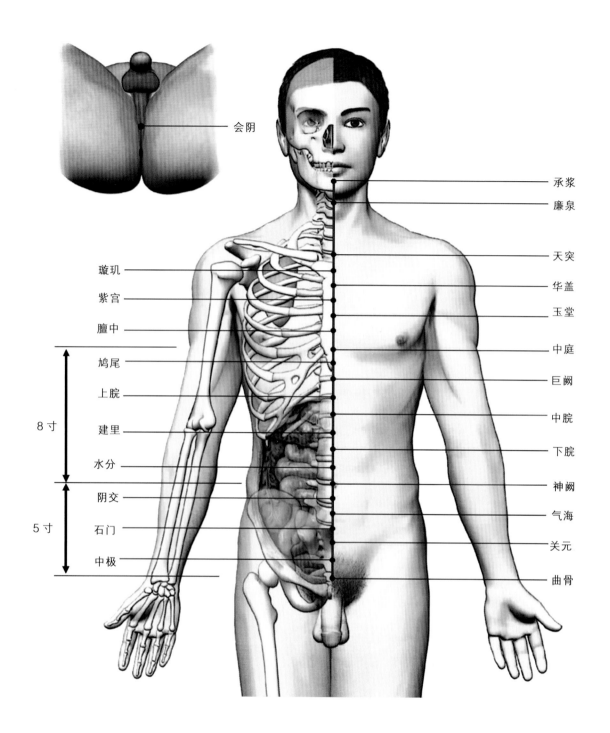

会阴

承浆
廉泉

天突
华盖
玉堂
中庭
巨阙
中脘
下脘
神阙
气海
关元
曲骨

璇玑
紫宫
膻中
鸠尾
上脘
建里
水分
阴交
石门
中极

8寸

5寸

1. 会阴　RN1　Huìyīn，任脉别络；督脉、冲脉交会穴
[定位] 在会阴部，男性当阴囊根部与肛门连线的中点，女性当大阴唇后联合与肛门连线的中点。
[主治] 溺水窒息、昏迷、癫狂、惊痫、小便难、遗尿、阴痛、阴痒、阴部汗湿、脱肛、阴挺、疝气、痔疾、遗精、月经不调。
[配伍] 配神门治癫狂痫；配水沟治溺水窒息；配蠡沟治阴痒、阴痛（湿热下注型）；配归来、百会治阴挺（中气下陷型）；配承山治痔疮、脱肛；配中极治遗尿、淋证；配关元治遗精。
[刺灸法] 直刺 0.5~1.0 寸，孕妇慎用；可灸。

2. 曲骨　RN2　Qūgǔ，任脉、足厥阴交会穴
[定位] 在下腹部，当前正中线上，耻骨联合上缘的中点处。
[主治] 少腹胀满、小便淋沥、遗尿、疝气、遗精阳痿、阴囊湿痒、月经不调、赤白带下、痛经。
[配伍] 配膀胱俞、肾俞、次髎、阴陵泉、蠡沟治阳痿、遗精、癃闭、阴痒。
[刺灸法] 直刺 0.5~1.0 寸，可灸。
[附注] 小腹部穴位针刺时可能伤及膀胱，应在排尿后进行针刺。

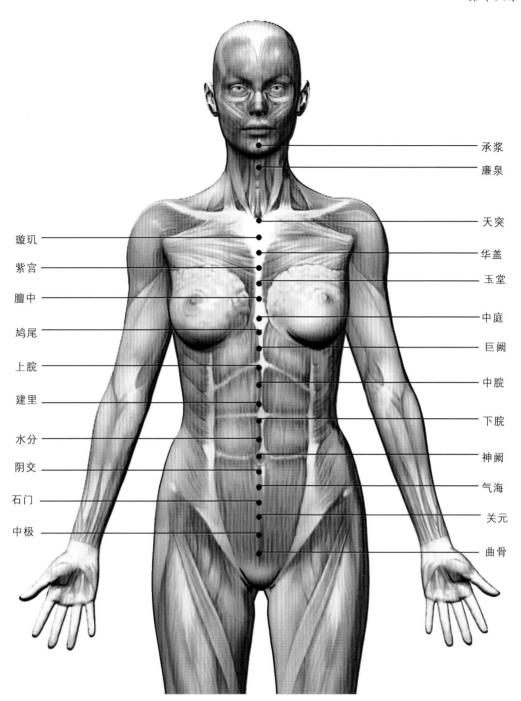

璇玑

紫宫

膻中

鸠尾

上脘

建里

水分

阴交

石门

中极

承浆

廉泉

天突

华盖

玉堂

中庭

巨阙

中脘

下脘

神阙

气海

关元

曲骨

3. 中极　RN3　Zhōngjí，膀胱募穴；足三阴、任脉交会穴

[定位]　在下腹部，前正中线上，当脐中下4寸。

[主治]　小便不利、遗溺不禁、阳痿、早泄、遗精、白浊、疝气偏坠、积聚疼痛、月经不调、阴痛、阴痒、痛经、带下、崩漏、阴挺、产后恶露不止、胞衣不下、水肿。

[配伍]　配阴谷、气海、肾俞治遗溺不止；配大敦、关元、三阴交治疝气偏坠；配水分、三焦俞、三阴交、气海、委阳治水肿；中极透曲骨、配三阴交、地机治产后、术后尿潴留。

[刺灸法]　直刺0.5~1.0寸；可灸。

4. 关元　RN4　Guānyuán，小肠募穴；足三阴、任脉交会穴

[定位]　在下腹部，前正中线上，当脐中下3寸。

[主治]　中风脱证、虚劳冷惫、羸瘦无力、少腹疼痛、霍乱吐泻、痢疾、脱肛、疝气、便血、溺血、小便不利、尿频、尿闭、遗精、白浊、阳痿、早泄、月经不调、经闭、经痛、赤白带下、阴挺、崩漏、阴门瘙痒、恶露不止、胞衣不下、消渴、眩晕。

[配伍]　配气海、肾俞（重灸）、神阙（隔盐灸）急救中风脱证；配足三里、脾俞、公孙、大肠俞治虚劳、里急、腹痛；配三阴交、血海、中极、阴交治月经不调（冲任不固，针用补法）；配太溪、肾俞治泄痢不止、五更泄；配灸足三里保健。

[刺灸法]　直刺0.5~1.0寸；可灸。

[附注]　保健穴，常灸可强身健体。

5. 石门 RN5 Shímén，三焦募穴

[定位] 在下腹部，前正中线上，当脐中下 2 寸。

[主治] 腹胀、泄痢、绕脐疼痛、奔豚疝气、水肿、小便不利、遗精、阳痿、经闭、带下、崩漏、产后恶露不止。

[配伍] 配肾俞、三阴交治遗尿；配大敦、归来治疝气；配三阴交、带脉治崩漏、带下。

[刺灸法] 直刺 0.5~1.0 寸；可灸。孕妇慎用。

[附注] 古人有"针石门而绝子"之说。

6. 气海 RN6 Qìhǎi，肓之原穴

[定位] 在下腹部，前正中线上，当脐中下 1.5 寸。

[主治] 绕脐腹痛、水肿鼓胀、脘腹胀满、水谷不化、大便不通、泄痢不禁、癃淋、遗尿、遗精、阳痿、疝气、月经不调、痛经、经闭、崩漏、带下、阴挺、产后恶露不止、胞衣不下、脏气虚惫、形体羸瘦、四肢乏力。

[配伍] 配灸关元、膏肓、足三里治喘息短气（元气虚惫）；配关元、命门（重灸）、神阙（隔盐灸）急救中风脱证。配足三里、合谷、百会治胃下垂、子宫下垂、脱肛。

[刺灸法] 直刺 0.5~1.0 寸；可灸。孕妇慎用。

[附注] 保健穴，常灸可强身健体。

7. 阴交 RN7 Yīnjiāo，任脉、冲脉、少阴交会穴

[定位] 在下腹部，前正中线上，当脐中下 1 寸。

[主治] 绕脐冷痛、腹满水肿、泄泻、疝气、阴痒、小便不利、奔豚、血崩、带下、产后恶露不止、小儿陷囟、腰膝拘挛。

[配伍] 配阴陵泉、带脉穴治赤白带下；配子宫穴、三阴交治月经不调、崩漏；配大肠俞、曲池治脐周作痛；配天枢、气海治腹胀肠鸣、泄泻。

[刺灸法] 直刺 0.5~1.0 寸；可灸。孕妇慎用。

8. 神阙 RN8 Shénquè

[定位] 在腹中部，脐中央。

[主治] 中风虚脱、四肢厥冷、尸厥、风痫、形惫体乏、绕脐腹痛、水肿鼓胀、脱肛、泄痢、便秘、小便不禁、五淋、妇女不孕。

[配伍] 配公孙、水分、天枢、足三里治泄痢便秘、绕脐腹痛（脾肾不和）；配长强、气海、关元治脱肛、小便不禁、肾虚不孕症；神阙（隔盐灸）配关元、气海（重灸）治中风脱证。

[刺灸法] 禁刺；可灸。

9. 水分 RN9 Shuǐfēn

[定位] 在上腹部，前正中线上，当脐中上 1 寸。

[主治] 腹痛、腹胀、肠鸣、泄泻、反胃、水肿、小儿陷囟、腰脊强急。

[配伍] 配天枢、地机治腹水；配中封、曲泉治脐痛；配脾俞、三阴交治水肿。

[刺灸法] 直刺 0.5~1.0 寸；可灸。

10. 下脘 RN10 Xiàwǎn，足太阴、任脉交会穴

[定位] 在上腹部，前正中线上，当脐中上 2 寸。

[主治] 脘痛、腹胀、呕吐、呃逆、食谷不化、肠鸣、泄泻、痞块、虚肿。

[配伍] 配天枢、气海、关元、足三里（针灸并用）治急性菌痢。

[刺灸法] 直刺 0.5~1.0 寸；可灸。

11. 建里 RN11 Jiànlǐ

[定位] 在上腹部，前正中线上，当脐中上 3 寸。

[主治] 胃脘疼痛、腹胀、呕吐、食欲不振、肠中切痛、水肿。

[配伍] 配内关治胸中苦闷；配水分治肚腹水肿。

[刺灸法] 直刺 0.5~1.0 寸；可灸。

12. 中脘 RN12 Zhōngwǎn，胃募穴，八会穴之腑会，手太阳、少阳、足阳明、任脉交会穴

[定位] 在上腹部，前正中线上，当脐中上 4 寸。

[主治] 胃脘痛、腹胀、呕吐、呃逆、反胃、吞酸、纳呆、食不化、疳积、膨胀、黄疸、肠鸣、泄痢、便秘、便血、胁下坚痛、虚劳吐血、哮喘、头痛、失眠、惊悸、怔忡、脏躁、癫狂痫、尸厥、惊风、产后血晕。

[配伍] 配梁丘、下巨虚治急性胃肠炎；配肝俞、太冲、三阴交、公孙治胃十二指肠球部溃疡；配上脘、梁门（电针 20 分钟）治胆道蛔虫症；配气海、足三里、内关、百会治胃下垂。

[刺灸法] 直刺 0.5~1.0 寸；可灸。

13. 上脘 RN13 Shàngwǎn，任脉、足阳明、手太阳交会穴

[定位] 在上腹部，前正中线上，当脐中上 5 寸。

[主治] 胃脘疼痛、腹胀、呕吐、呃逆、纳呆、食不化、黄疸、泄痢、虚劳吐血、咳嗽痰多、癫痫。

[配伍] 配丰隆治纳呆；配天枢、中脘治嗳气吞酸、腹胀、肠鸣、泄泻。

[刺灸法] 直刺 0.5~1.0 寸；可灸。

14. 巨阙 RN14 Jùquè，心募穴

[定位] 在上腹部，前正中线上，当脐中上 6 寸。

[主治] 胸痛、心痛、心烦、惊悸、尸厥、癫狂痫、健忘、胸满气短、咳逆上气、腹胀暴痛、呕吐、呃逆、噎膈、吞酸、黄疸、泄痢。

[配伍] 配内关治心绞痛；配章门、合谷、中脘、内关、足三里治呃逆；配足三里、膻中、内关、三阴交、心平穴、心俞治急性心肌梗死。

[刺灸法] 直刺 0.5~1.0 寸；可灸。

15. 鸠尾　RN15　Jiūwěi，络穴；膏之原穴

[定位] 在上腹部，前正中线上，当胸剑结合部下 1 寸。

[主治] 心痛、心悸、心烦、癫痫、惊狂、胸中满痛、咳嗽气喘、呕吐、呃逆、反胃、胃痛。

[配伍] 配梁门、足三里治胃痛；配长强、水沟治癫痫。

[刺灸法] 斜向下刺 0.5~1.0 寸；可灸。

16. 中庭　RN16　Zhōngtíng

[定位] 在胸部，当前正中线上，平第 5 肋间，即胸剑结合部。

[主治] 胸腹胀满、噎膈、呕吐、心痛、梅核气。

[配伍] 配俞府、意舍治呕吐。

[刺灸法] 平刺 0.3~0.5 寸；可灸。

17. 膻中　RN17　Dànzhōng，心包募穴；八会穴之气会

[定位] 在胸部，当前正中线上，平第 4 肋间，两乳头连线的中点。

[主治] 咳嗽、气喘、咯唾脓血、胸痹心痛、心悸、心烦、产妇少乳、噎膈、膨胀。

[配伍] 配曲池、合谷（泻法）治急性乳腺炎；配内关、三阴交、巨阙、心平、足三里治冠心病急性心肌梗死；配中脘、气海治呕吐反胃；配天突治哮喘；配乳根、合谷、三阴交、少泽、灸膻中治产后缺乳；配肺俞、丰隆、内关治咳嗽痰喘。

[刺灸法] 平刺 0.3~0.5 寸；可灸。

18. 玉堂　RN18　Yùtáng

[定位] 在胸部，当前正中线上，平第 3 肋间。

[主治] 膺胸疼痛、咳嗽、气短、喘息、喉痹咽肿、呕吐寒痰、两乳肿痛。

[配伍] 玉堂透膻中、内关、胸夹脊（T1~5）治疗胸痹。

[刺灸法] 平刺 0.3~0.5 寸；可灸。

19. 紫宫　RN19　Zǐgōng

[定位] 在胸部，当前正中线上，平第 2 肋间。

[主治] 咳嗽、气喘、胸胁支满、胸痛、喉痹、吐血、呕吐、饮食不下。

[配伍] 配玉堂、太溪治呃逆上气、心烦。

[刺灸法] 平刺 0.3~0.5 寸；可灸。

20. 华盖　RN20　Huágài

[定位] 在胸部，当前正中线上，平第 1 肋间。

[主治] 咳嗽、气喘、胸痛、胁肋痛、喉痹、咽肿。

[配伍] 配气户治胁肋疼痛。

[刺灸法] 平刺 0.3~0.5 寸，可灸。

21. 璇玑　RN21　Xuánjī

[定位] 在胸部，当前正中线上，天突下 1 寸。

[主治] 咳嗽、气喘、胸满痛、喉痹咽肿、胃中有积。

[配伍] 配鸠尾治喉痹咽肿。

[刺灸法] 平刺 0.3~0.5 寸；可灸。

22. 天突　RN22　Tiāntū，阴维、任脉交会穴

[定位] 在颈部，当前正中线上胸骨上窝中央。

[主治] 咳嗽、哮喘、胸中气逆、咯唾脓血、咽喉肿痛、舌下急、暴喑、瘿气、噎膈、梅核气。

[配伍] 配定喘穴、鱼际治哮喘、咳嗽；配内关、中脘治呃逆；配廉泉、涌泉治暴喑；配丰隆治梅核气；配少商、天容治咽喉肿痛；配气舍、合谷治地方性甲状腺肿大。

[刺灸法] 先直刺 0.2~0.3 寸，然后沿胸骨柄后缘，气管前缘缓慢向下刺入 0.5~1.0 寸；可灸。

[附注] 本穴针刺不能过深，也不宜向左右刺，以防刺伤锁骨下动脉及肺尖。如刺中气管壁，针下有硬而轻度弹性的感觉，患者出现喉痒欲咳等现象；若刺破气管壁，可引起剧烈的咳嗽及血痰等现象。如刺中无名静脉或主动脉弓时，针下可有柔软而有弹力的阻力或患者有疼痛感觉，应即退针。

23. 廉泉　RN23　Liánquán，阴维、任脉交会穴

[定位] 在颈部，当前正中线上，结喉上方，舌骨上缘凹陷处。

[主治] 舌下肿痛、舌根急缩、舌纵涎出、舌强、中风失语、舌干口燥、口舌生疮、暴喑、喉痹、聋哑、咳嗽、哮喘、消渴、食不下。

[配伍] 配金津、玉液、天突、少商治舌强不语、舌下肿痛、舌缓流涎、暴喑。

[刺灸法] 直刺 0.5~0.8 寸，不留针；可灸。

24. 承浆　RN24　Chéngjiāng，足阳明、任脉交会穴

[定位] 在面部，当颏唇沟的正中凹陷处。

[主治] 口眼㖞斜、唇紧、面肿、齿痛、齿衄、龈肿、流涎、口舌生疮、暴喑不言、消渴嗜饮、小便不禁、癫痫。

[配伍] 配风府治头项强痛、牙痛。

[刺灸法] 斜刺 0.3~0.5 寸；可灸。

第十五章　经外奇穴

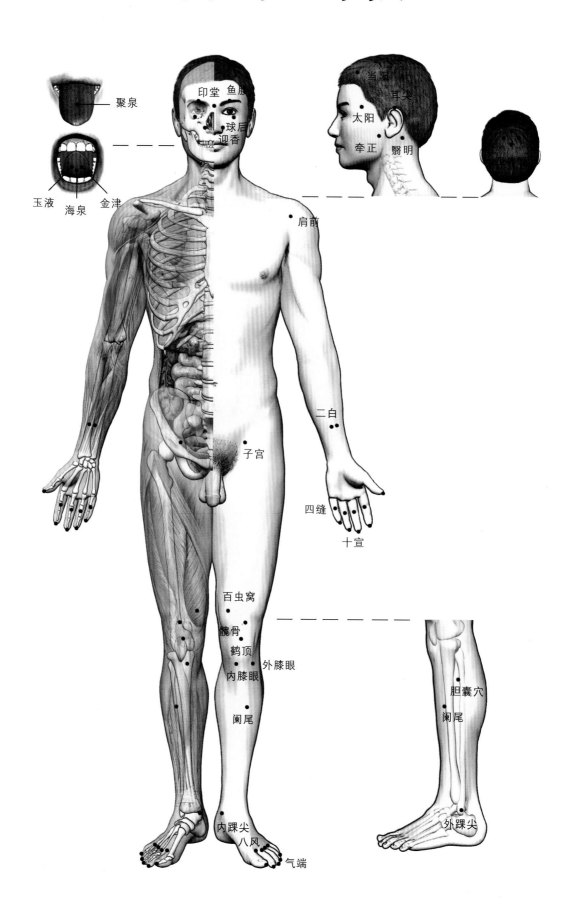

聚泉

印堂　鱼腰

球后
迎香

玉液　海泉　金津

当阳
耳尖
太阳
牵正　翳明

肩前

二白

子宫

四缝

十宣

百虫窝
髋骨
鹤顶
外膝眼
内膝眼

阑尾

胆囊穴
阑尾

内踝尖
八风
气端

外踝尖

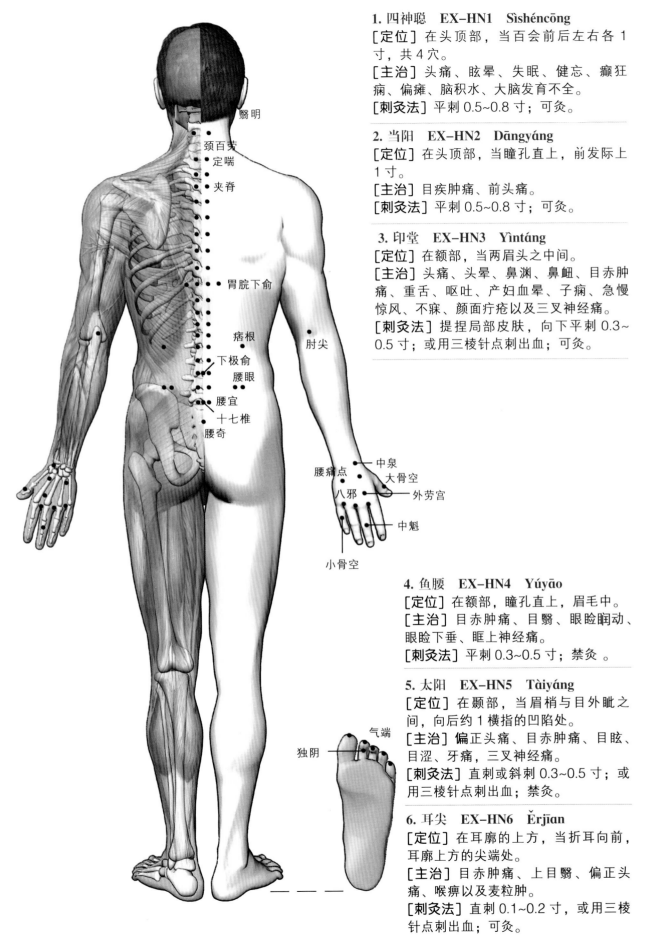

1. 四神聪 EX-HN1 Sìshéncōng
[定位] 在头顶部，当百会前后左右各 1 寸，共 4 穴。
[主治] 头痛、眩晕、失眠、健忘、癫狂痫、偏瘫、脑积水、大脑发育不全。
[刺灸法] 平刺 0.5~0.8 寸；可灸。

2. 当阳 EX-HN2 Dāngyáng
[定位] 在头顶部，当瞳孔直上，前发际上 1 寸。
[主治] 目疾肿痛、前头痛。
[刺灸法] 平刺 0.5~0.8 寸；可灸。

3. 印堂 EX-HN3 Yìntáng
[定位] 在额部，当两眉头之中间。
[主治] 头痛、头晕、鼻渊、鼻衄、目赤肿痛、重舌、呕吐、产妇血晕、子痫、急慢惊风、不寐、颜面疔疮以及三叉神经痛。
[刺灸法] 提捏局部皮肤，向下平刺 0.3~0.5 寸；或用三棱针点刺出血；可灸。

4. 鱼腰 EX-HN4 Yúyāo
[定位] 在额部，瞳孔直上，眉毛中。
[主治] 目赤肿痛、目翳、眼睑瞤动、眼睑下垂、眶上神经痛。
[刺灸法] 平刺 0.3~0.5 寸；禁灸。

5. 太阳 EX-HN5 Tàiyáng
[定位] 在颞部，当眉梢与目外眦之间，向后约 1 横指的凹陷处。
[主治] 偏正头痛、目赤肿痛、目眩、目涩、牙痛，三叉神经痛。
[刺灸法] 直刺或斜刺 0.3~0.5 寸；或用三棱针点刺出血；禁灸。

6. 耳尖 EX-HN6 Ěrjiān
[定位] 在耳廓的上方，当折耳向前，耳廓上方的尖端处。
[主治] 目赤肿痛、上目翳、偏正头痛、喉痹以及麦粒肿。
[刺灸法] 直刺 0.1~0.2 寸，或用三棱针点刺出血；可灸。

7. 球后 EX-HN7 Qiúhòu

[定位] 在面部，当眶下缘外 1/4 与内 3/4 交界处。

[主治] 视神经炎、视神经萎缩、视网膜色素变性、青光眼、早期白内障、近视。

[刺灸法] 沿眶下缘从外下向内上，向视神经孔方向刺 0.5~1.0 寸。

8. 上迎香 EX-HN8 Shàngyíngxiāng

[定位] 在面部，当鼻翼软骨与鼻甲的交界处，近鼻唇沟上端处。

[主治] 头痛、鼻塞、鼻中息肉、暴发火眼、迎风流泪。

[刺灸法] 向内上方斜刺 0.3~0.5 寸；可灸。

9. 内迎香 EX-HN9 Nèiyíngxiāng

[定位] 在鼻孔，当鼻翼软骨与鼻甲的黏膜处。

[主治] 目赤肿痛、鼻疾、喉痹、热病、中暑、眩晕。

[刺灸法] 用三棱针点刺出血。有出血体质的人忌用。

10. 聚泉 EX-HN10 Jùquán

[定位] 在口腔内，当舌背正中缝的中点处。

[主治] 舌强、舌缓、消渴、哮喘、咳嗽及味觉减退。

[刺灸法] 直刺 0.1~0.2 寸；或用三棱针点刺出血。

11. 海泉 EX-HN11 Hǎiquán

[定位] 在口腔内，当舌下系带中点处。

[主治] 舌疾、口腔炎、喉痹。

[刺灸法] 用三棱针或毫针点刺出血；勿灸。

12. 金津 EX-HN12 Jīnjīn

[定位] 在口腔内，当舌下系带左侧的静脉上。

[主治] 舌强、舌肿、口疮、消渴、喉痹。

[刺灸法] 点刺出血。

13. 玉液 EX-HN13 Yùyè

[定位] 在口腔内，当舌下系带右侧的静脉上。

[主治] 舌强、口疮、喉痹、失语。

[刺灸法] 点刺出血。

14. 牵正 EX-HN14 Qiānzhèng

[定位] 在面颊部，耳垂前 0.5~1.0 寸处。

[主治] 口㖞、口疮。

[刺灸法] 向前斜刺 0.5~0.8 寸；可灸。

15. 翳明 EX-HN15 Yìmíng

[定位] 在项部，当翳风后 1 寸。

[主治] 近视、远视、雀目、青盲、早期白内障、头痛、眩晕、耳鸣、失眠、精神病。

[刺灸法] 直刺 0.5~1.0 寸；可灸。

16. 安眠 EX-HN16 Ānmián

[定位] 在项部，当翳风与风池连线的中点。

[主治] 失眠、头痛、眩晕、心悸、癫狂。

[刺灸法] 直刺 0.8~1.2 寸；可灸。

17. 夹承浆 EX-HN17 Jiáchéngjiāng

[定位] 在面部，承浆旁开 1 寸。

[主治] 齿龈肿痛、口㖞。

[刺灸法] 斜刺或平刺 0.3~0.5 寸。

18. 颈百劳 EX-HN18 Jǐngbǎiláo

[定位] 在项部，当大椎直上 2 寸，后正中线旁开 1 寸。

[主治] 骨蒸潮热、盗汗自汗、瘰疬、咳嗽、气喘、颈项强痛。

[刺灸法] 直刺 0.5~1.0 寸；可灸。

19. 三角灸 EX-CA3 Sānjiǎojiū

[定位] 以患者两口角之间的长度为一边，作等边三角形，将顶角置于患者脐心，底边呈水平线，两底角处是该穴。

[主治] 疝气、腹痛。

[刺灸法] 艾炷灸 5~7 壮。

20. 子宫 EX-CA7 Zǐgōng

[定位] 在下腹部，当脐中下 4 寸，中极旁开 3 寸。

[主治] 子宫脱垂、月经不调、痛经、崩漏、不孕、疝气、腰痛。

[刺灸法] 直刺 0.8~1.2 寸；可灸。

21. 定喘 EX-B1 Dìngchuǎn

[定位] 在背部，当第 7 颈椎棘突下，旁开 0.5 寸。

[主治] 哮喘、咳嗽、落枕、肩背痛、上肢疼痛不举、荨麻疹。

[刺灸法] 直刺 0.8~1.2 寸；可灸。

22. 夹脊 EX-B2 Jiájǐ

[定位] 在背腰部，当第 1 胸椎至第 5 腰椎棘突下两侧，后正中线旁开 0.5 寸，一侧 17 穴。

[主治] 适应范围较广。其中上胸部的穴位治疗心肺、上肢疾病；下胸部的穴位治疗胃肠疾病；腰部的穴位治疗腰、腹及下肢疾病。

[刺灸法] 直刺 0.3~0.5 寸，或用梅花针叩刺；可灸。

[附注] 此为华佗夹脊，尚有颈夹脊。

23. 胃脘下俞 EX-B3 Wèiwǎnxiàshū

[定位] 在背部，当第 8 胸椎棘突下，旁开 1.5 寸。

[主治] 胃痛、胰腺炎、胸胁痛、消渴、咳嗽、咽干。

[刺灸法] 斜刺 0.3~0.5 寸；可灸。

24. 痞根　EX-B4　Pǐgēn
[定位] 在腰部，当第1腰椎棘突下，旁开3.5寸。
[主治] 痞块、肝脾肿大、疝痛、腰痛、反胃。
[刺灸法] 直刺0.5~1.0寸；可灸。

25. 下极俞　EX-B5　Xiàjíshū
[定位] 在腰部，第3椎腰棘突下，当后正中线上。
[主治] 腰痛、腹痛、腹泻、小便不利、遗尿、下肢酸痛、腹泻、小便不利、遗尿、下肢酸痛。
[刺灸法] 直刺0.5~1.0寸；可灸。

26. 腰宜　EX-B6　Yāoyí
[定位] 在腰部，当第4腰椎棘突下，旁开3寸。
[主治] 腰挫伤、腰腿痛、泌尿生殖疾患。
[刺灸法] 直刺1.0~1.5寸；或针后拔罐。

27. 腰眼　EX-B7　Yāoyǎn
[定位] 在腰部，当第4腰椎棘突下旁开约3.5寸凹陷中。
[主治] 腰痛、尿频、消渴、虚劳、羸瘦、妇科疾患。
[刺灸法] 直刺0.5~1.0寸；可灸。

28. 十七椎　EX-B8　Shíqīzhuī
[定位] 在腰部，当后正中线上，第5腰椎棘突下。
[主治] 腰骶痛、腿痛、转胞、痛经、崩漏、遗尿。
[刺灸法] 直刺0.5~1.0寸；可灸。

29. 腰奇　EX-B9　Yāoqí
[定位] 在骶部，当尾骨端直上2寸，骶角之间凹陷中。
[主治] 癫痫、头痛、失眠、便秘。
[刺灸法] 向上平刺1.0~1.5寸；可灸。

30. 肩前　Jiānqián
[定位] 在肩部，正坐垂臂，当腋前皱臂顶端与肩髃穴连线的中点。
[主治] 肩臂痛、臂不能举。
[刺灸法] 直刺1.0~1.5寸；可灸。

31. 肘尖　EX-UE1　Zhǒujiān
[定位] 在肘后部，屈肘，当尺骨鹰嘴的尖端。
[主治] 瘰疬、痈疽、疔疮、肠痛、霍乱。
[刺灸法] 可灸。

32. 二白　EX-UE2　Èrbái
[定位] 在前臂掌侧，腕横纹上4寸，桡侧腕屈肌腱的两侧，一侧2穴。
[主治] 痔疮、脱肛、前臂痛、胸胁痛。
[刺灸法] 直刺0.5~0.8寸；可灸。

33. 中泉　EX-UE3　Zhōngquán
[定位] 在腕背侧横纹中，当指总伸肌腱桡侧的凹陷处。
[主治] 胸胁胀满、咳嗽气喘、胃脘疼痛、心痛、唾血、目翳、掌中热、腹胀腹痛。
[刺灸法] 直刺0.3~0.5寸；可灸。

34. 中魁　EX-UE4　Zhōngkuí
[定位] 在中指背侧近侧指间关节的中点处。
[主治] 噎膈、反胃、呕吐、呃逆、牙痛、鼻衄、白癜风。
[刺灸法] 可灸。

35. 大骨空　EX-UE5　Dàgǔkōng
[定位] 在拇指背侧指间关节的中点处。
[主治] 目痛、目翳、吐泻、衄血。
[刺灸法] 可灸。

36. 小骨空　EX-UE6　Xiǎogǔkōng
[定位] 在小指背侧近侧指间关节的中点处。
[主治] 目赤肿痛、目翳、喉痛、指关节痛。
[刺灸法] 可灸。

37. 腰痛点　EX-UE7　Yāotòngdiǎn
[定位] 在手背侧，当第2、第3掌骨及第4、第5掌骨之间，当腕横纹与掌指关节中点处，一侧2穴。
[主治] 急性腰扭伤、头痛、卒死、痰壅气促、小儿急慢惊风、手背红肿疼痛。
[刺灸法] 直刺0.3~0.5寸；可灸。

38. 外劳宫　EX-UE8　Wàiláogōng
[定位] 在手背侧，第2、第3掌骨之间，掌指关节后0.5寸。
[主治] 手背红肿、手指麻木、落枕、五指不能屈伸、小儿消化不良、脐风以及颈椎综合征。
[刺灸法] 直刺0.5~0.8寸；可灸。

39. 八邪　EX-UE9　Bāxié
[定位] 在手背侧，微握拳，第1~第5指间，指蹼缘后方赤白肉际处，左右共8穴。
[主治] 手背肿痛、手指麻木、头项强痛、咽痛、齿痛、目痛、烦热、毒蛇咬伤。
[刺灸法] 向上斜刺0.5~0.8寸；或点刺出血。可灸。

40. 四缝　EX-UE10　Sìfèng
[定位] 在第2~第5指掌面侧，近端指关节的中点，一侧4穴。
[主治] 疳积、百日咳、肠虫症、小儿腹泻、咳嗽气喘。
[刺灸法] 点刺0.1~0.2寸，挤出少量黄白色透明样黏液或出血。

41. 十宣 EX-UE11 Shíxuān
[定位] 在手十指尖端，距指甲游离缘0.1寸，左右共10穴。
[主治] 昏迷、晕厥、中暑、热病、小儿惊厥、咽喉肿痛、指端麻木。
[刺灸法] 直刺0.1~0.2寸；或用三棱针点刺出血。

42. 髋骨 EX-LE1 Kuāngǔ
[定位] 在大腿前面下部，当梁丘两旁各1.5寸，一侧2穴。
[主治] 膝关节炎、下肢痿痹瘫。
[刺灸法] 直刺0.3~0.5寸；可灸。

43. 鹤顶 EX-LE2 Hèdǐng
[定位] 在膝上部，髌底的中点上方凹陷处。
[主治] 膝关节酸痛、腿足无力、鹤膝风、脚气。
[刺灸法] 直刺0.5~0.8寸；可灸。

44. 百虫窝 EX-LE 3 Bǎichóngwō
[定位] 屈膝，在大腿内侧，髌底内侧端上3寸，即血海上1.0寸。
[主治] 皮肤瘙痒、风疹块、下部生疮，蛔虫病。
[刺灸法] 直刺0.5~1.0寸；可灸。

45. 内膝眼 EX-LE4 Nèixī yǎn
[定位] 屈膝，在髌韧带内侧凹陷处。
[主治] 膝关节周围炎、下肢运动障碍。
[刺灸法] 向膝中斜刺0.5~1.0寸，或向对侧透刺；可灸。

46. 外膝眼 EX-LE5 Xīyǎn
[定位] 屈膝，在髌韧带两侧凹陷处，即内侧的内膝眼与外侧的犊鼻穴。
[主治] 膝关节酸痛、鹤膝风、脚气、腿痛。
[刺灸法] 向膝中斜刺0.5~1.0寸，或透刺对侧膝眼；可灸。

47. 胆囊穴 EX-LE6 Dǎnnáng
[定位] 在小腿外侧上部，当腓骨小头前下方凹陷处（阳陵泉）直下2寸。
[主治] 急慢性胆囊炎、胆石症、胆道蛔虫症、胆绞痛、胁痛、下肢萎痹。
[刺灸法] 直刺1.0~1.5寸；可灸。

48. 阑尾 EX-LE 7 Lánwěi
[定位] 在小腿前侧上部，当犊鼻下5寸，胫骨前缘旁开1横指。
[主治] 急慢性阑尾炎、胃脘疼痛、消化不良、下肢萎痹。
[刺灸法] 直刺0.5~1.0寸；可灸。

49. 内踝尖 EX-LE8 Nèihuáijiān
[定位] 在足内侧面，内踝的突起处。
[主治] 牙痛、扁桃体炎、足内侧缘痉挛。
[刺灸法] 灸法。

50. 外踝尖 EX-LE9 Wàihuáijiān
[定位] 在足外侧面，外踝的突起处。
[主治] 牙痛、脚气、偏瘫。
[刺灸法] 用三棱针点刺出血。

51. 八风 EX-LE10 Bāfēng
[定位] 在足背侧，第1~第5趾间，趾蹼缘后方赤白肉际处，一侧4穴，左右共8穴。
[主治] 足跗肿痛、脚弱无力、头痛、牙痛、疟疾、毒蛇咬伤、足趾青紫症、月经不调。
[刺灸法] 斜刺0.5~0.8寸，或用三棱针点刺出血；可灸。

52. 独阴 EX-LE11 Dúyīn
[定位] 在足第2趾的跖侧远侧趾间关节的中点。
[主治] 卒心痛、胸胁痛、呕吐、吐血、死胎、胸衣不下、月经不调、疝气。
[刺灸法] 直刺0.1~0.2寸；可灸。

53. 气端 EX-LE12 Qìduān
[定位] 在足十趾尖端，距趾甲游离缘0.1寸，左右共10穴。
[主治] 中风急救、足趾麻木、脚背红肿、疼痛。
[刺灸法] 直刺0.1~0.2寸；可灸。

第十六章　足部反射区

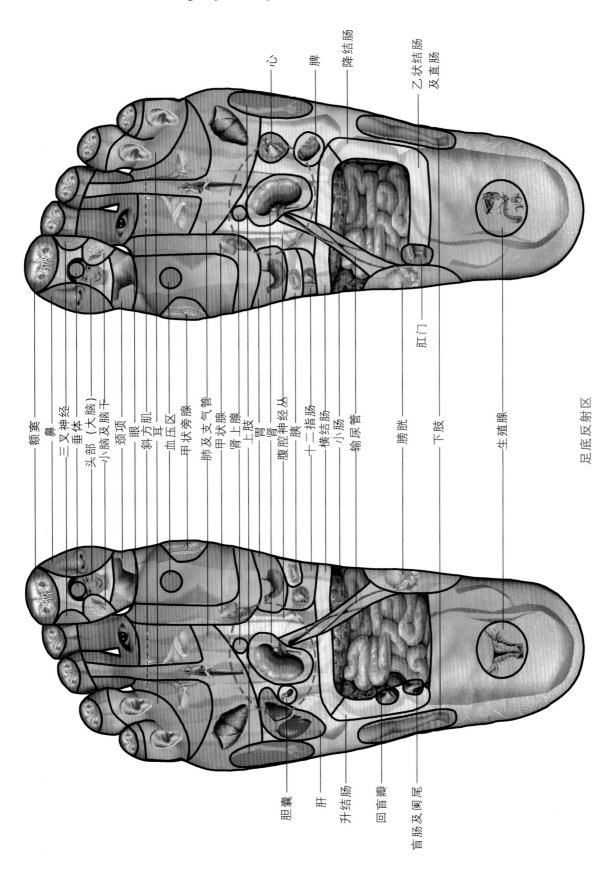

心
脾
降结肠
乙状结肠及直肠

额窦
鼻
三叉神经
垂体
头部（大脑）
小脑及脑干
颈项
眼
斜方肌
耳
血压区
甲状旁腺
肺及支气管
甲状腺
肾上腺
上肢
胃
肾
腹腔神经丛
胰
十二指肠
横结肠
小肠
输尿管
膀胱
下肢
生殖腺

肛门

胆囊
肝
升结肠
回盲瓣
盲肠及阑尾

足底反射区

名　称	主　治
肾	腰痛，阳痿早泄，月经不调，气喘，尿频，足跟痛，水肿，关节炎，高血压，慢性支气管炎
输尿管	尿频，尿急，尿痛，尿不尽，便血，腹痛，肾积水
膀胱	遗尿，尿不尽，尿频，腹痛
额窦	头痛，头晕，失眠，鼻塞
垂体	多汗，月经不调，粉刺
三叉神经	偏头痛，面瘫，面痛
小脑及脑干	头痛，头晕，中风，走路不稳
鼻	鼻塞，流鼻涕，鼻炎，鼻衄，感冒，头痛
头部（大脑）	头痛，头晕，失眠，健忘，高血压等
眼	眼睛肿痛，视物模糊，眼睛疲劳
耳	耳鸣，耳聋，眩晕，晕船，耳痛
颈项	落枕，颈酸痛，咽部异物感，头痛，头晕
血压区	头晕，头痛，恶心，高血压，低血压
颈椎	颈僵硬，颈酸痛，上肢麻木，头痛，头晕
甲状旁腺	抽筋、手足麻痹或痉挛，指甲脆弱
甲状腺	多汗，盗汗，自汗，四肢末端肥大等
肾上腺	哮喘，心慌，多汗，关节疼痛
斜方肌	颈部及肩背酸痛，手酸麻，落枕等
肺及支气管	哮喘，胸闷，气短，自汗，鼻塞，便秘，腹泻等
心	位于左脚。心痛，心慌，气短，自汗，呼吸困难
脾	位于左脚。食欲不振，发热，免疫功能低下，贫血，高血压，肌肉酸痛，舌炎，唇炎，皮肤病等
胃	消化不良，胃痛，恶心，呕吐，腹胀，打嗝
胰	呕吐，腹痛，多饮、多食、多尿
十二指肠	腹胀，腹痛，食欲不振，消化不良等
小肠	腹痛，腹泻，便秘，消化不良，心慌，失眠，贫血等
横结肠	腹泻，腹痛，便秘，泄泻
降结肠	腹泻，腹痛，便秘，结肠炎等
乙状结肠及直肠	腹痛，腹泻，便血
肛门	便秘，便血
肝	位于右脚。眼干，眩晕，胁痛，阳痿，月经不调，易怒，偏头痛
胆囊	位于右脚。胁痛，厌食，恶心，失眠，健忘
盲肠及阑尾	位于右脚。腹胀，便秘，腹痛
回盲瓣	位于右脚。恶心，呕吐，消化不良，便秘，便溏
升结肠	位于右脚。腹泻，腹痛，便秘，腹胀
腹腔神经丛	腹胀，腹泻，胃痛，胸闷，打嗝等
失眠区	神经衰弱，失眠，健忘
生殖腺	性功能低下，阳痿，早泄，遗精，白带，月经不调，痛经，更年期综合征等

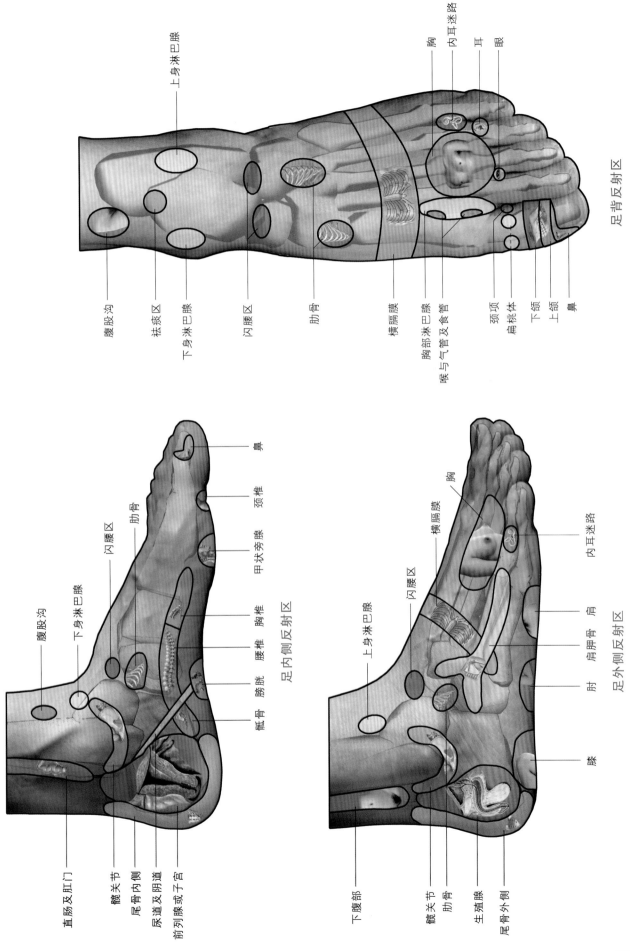

足背反射区

足内侧反射区

足外侧反射区

腹股沟
祛痰区
下身淋巴腺
闪腰区
肋骨
横膈膜
胸部淋巴腺
喉与气管及食管
颈项
扁桃体
下颌
上颌
鼻

上身淋巴腺

胸
内耳迷路
耳
眼

鼻
颈椎
肋骨
甲状旁腺
胸椎
腰椎
膀胱
骶骨

腹股沟
下身淋巴腺
闪腰区

直肠及肛门
髋关节
尾骨内侧
尿道及阴道
前列腺或子宫

胸
横膈膜
内耳迷路
肩
肩胛骨
肘
膝

上身淋巴腺
闪腰区

下腹部
髋关节
肋骨
生殖腺
尾骨外侧

名　称	主　治
胸椎	肩背酸痛，多汗，咳嗽，胸闷，心慌等
腰椎	腰背酸痛，腰椎间盘突出，腰部疼痛，腿麻，阳痿，早泄，月经不调，便秘，泄泻
骶骨	腰骶部疼痛，便秘，泄泻，骶椎受伤等
尾骨内侧	臀部及下肢疼痛，阳痿，早泄，月经不调，排尿困难，疝气等
前列腺或子宫	阳痿，早泄，遗精，月经不调
尿道及阴道	排尿困难，尿急，尿频，遗尿，月经不调等
髋关节	髋关节痛，坐骨神经痛，腰背痛，便秘，阳痿，遗精等
直肠及肛门	痔疮，便秘，便血，泄泻
腹股沟	阳痿，早泄，月经不调，遗精，遗尿等
坐骨神经	臀及下肢疼痛
尾骨外侧	臀部疼痛，便秘，痛经
下腹部	痛经，月经不调，便秘，尿频，尿急，尿痛，阳痿，早泄等
膝	膝关节痛等
下肢	下肢神经痛，下肢疼痛、扭伤，踝关节扭伤等
肘	肘关节酸痛、扭伤
上肢	肩周炎及上臂、肘、腕关节受伤等
肩	颈肩痛，上肢酸痛，手麻等
肩胛骨	落枕，肩背酸痛，肩关节活动障碍等
上颌、下颌	牙痛，口腔溃疡，口臭，牙周病，牙龈炎，味觉障碍，打鼾等
扁桃体	发热，感冒，咳嗽，上呼吸道感染，扁桃体炎症（扁桃体肿胀、化脓、肥大等）
喉与气管及食管	咽炎，喉痛，咳嗽，气喘，感冒，声音嘶哑，咽部异物感
胸部淋巴腺	各种炎症，发热，感冒，胸痛，胸闷，心慌
内耳迷路	头晕，眼花，晕车，晕船，耳鸣，昏迷等
胸	乳房肿胀，胸闷，哮喘，心慌，吞咽困难，胸痛，气短等
横膈膜	打嗝不止，腹胀痛，恶心，呕吐等
肋骨	胸痛，胸闷等
上身淋巴腺	各种炎症，疼痛，易感冒，自汗等
下身淋巴腺	各种炎症，发烧，易感冒，各种疼痛
祛痰区	咳嗽，胸闷，气喘等
闪腰区	闪腰，腰痛，便秘，大便干燥等

第十七章 手部反射区

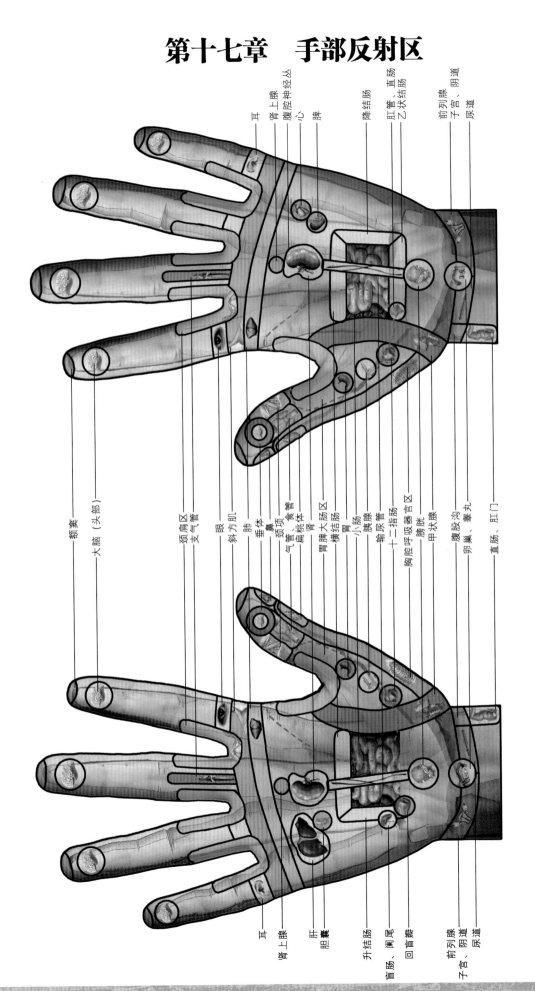

耳
肾上腺
腹腔神经丛
心
脾
降结肠
肛管、直肠
乙状结肠
前列腺
子宫、阴道
尿道

额窦
大脑（头部）
颈肩区
支气管
眼
斜方肌
肺
垂体
鼻
颈项
气管、食管
扁桃体
胃脾大肠区
横结肠
小肠
胰腺
输尿管
十二指肠
胃
胸腔呼吸器官区
膀胱
甲状腺
腹股沟
卵巢、睾丸
直肠、肛门

手掌反射区

耳
肾上腺
肝
胆囊
升结肠
直肠、阑尾
回盲瓣
前列腺
子宫、阴道
尿道

73

名　称	主　治
大脑（头部）	头晕，失眠，高血压等
额窦	头痛，失眠，流鼻涕，视物模糊等
小脑、脑干	头痛，眩晕，失眠，记忆力减退等
垂体	月经不调，心痛，心慌等
三叉神经	偏头痛，牙痛，眼眶痛，三叉神经痛
眼	近视眼，眼痛，眼痒，迎风流泪
耳	耳鸣，耳聋，眩晕，晕船等
内耳迷路	头晕，耳鸣，走路不稳
鼻	鼻衄，鼻塞，不闻香臭，头痛，喷嚏
喉、气管	咽痛，咽痒，咳嗽，气喘，声音嘶哑等
舌、口腔	口舌生疮，口腔溃疡，口干唇裂，口唇疱疹等
扁桃体	感冒，咽喉肿痛，发热等
上、下颌	牙痛，口腔溃疡，打鼾等
颈项	颈项酸痛，头痛，肩部疼痛，高血压等
斜方肌	颈、肩、背部疼痛，落枕等
胸、乳房	胸部疾患，感冒，鼻塞，咳嗽，胸闷，心慌，乳房胀痛
心	失眠，心痛，心慌等
肺及支气管	胸闷，胸痛，感冒，鼻塞，咳嗽，鼻炎，便秘，腹泻等
膈（横膈膜）	腹痛，恶心，呕吐，打嗝不止等
肝	右上腹疼痛，消化不良，月经不调，眼病，眩晕，扭伤
胆囊	右上腹疼痛，厌食，消化不良，失眠等
头颈淋巴结	眼痛，耳鸣，鼻塞，牙痛，易感冒等
甲状腺	烦躁，肥胖等
甲状旁腺	四肢肥大，眼突，消瘦，腹胀，心慌
胸腺淋巴结	发热，易感冒，乳房胀痛，乳腺炎等
上身淋巴结	各种发热，腹痛，易感冒
脾	发热，口舌生疮，肌肉酸痛，消化不良等
下身淋巴结	腹痛，月经不调
腹腔神经丛	腹泻，胸闷，烦躁，失眠，头痛，阳痿，早泄，月经不调
肾上腺	阳痿，早泄，月经不调，性欲亢进或低下
肾	阳痿，早泄，月经不调，性欲亢进或低下
输尿管	尿频，尿急，尿血，尿痛，尿不尽
膀胱	腹痛，尿频，尿急等

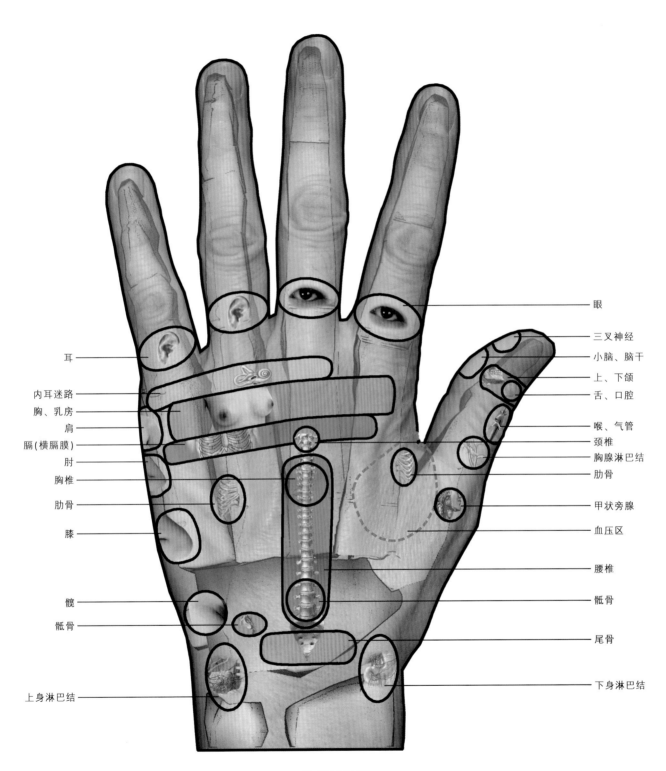

眼

三叉神经

小脑、脑干

上、下颌

舌、口腔

喉、气管

颈椎

胸腺淋巴结

肋骨

甲状旁腺

血压区

腰椎

骶骨

尾骨

下身淋巴结

耳

内耳迷路

胸、乳房

肩

膈（横膈膜）

肘

胸椎

肋骨

膝

髋

骶骨

上身淋巴结

手背反射区

名　称	主　治
卵巢、睾丸	生殖系统疾病
前列腺、子宫、阴道、尿道	阳痿，早泄，月经不调，尿急，尿痛
腹股沟	生殖系统疾病，性欲低下，阳痿，早泄，月经不调，尿频
食管、气管	胸闷，胸痛，打嗝
胃	消化不良，胃痛，腹胀，便秘，泄泻
胰腺	消化不良，消瘦，尿频
十二指肠	腹痛，食欲不振，消化不良等
小肠	腹泻，腹胀，消化不良，心律失常，失眠等
大肠	便秘，便血，肛门疼痛，腹痛
盲肠、阑尾	腹泻，腹胀，便秘，消化不良，腹痛等
回盲瓣	下腹胀气，腹痛等
升结肠	腹泻，腹痛，便秘，腹胀
横结肠	腹泻，腹痛，便秘，腹胀
降结肠	腹泻，腹痛，便秘，腹胀
乙状结肠	便秘，腹泻，便血，肛门疼痛
肛管、直肠	肛门疼痛，便血，便秘，脱肛等
直肠、肛门	肛门疼痛，便血，便秘，脱肛等
颈椎	颈肩酸痛或僵硬等
胸椎	胸痛，胸闷，咳嗽，心慌等
腰椎	腰痛，便秘，泄泻
骶骨	腰骶劳损，疼痛，便秘等
尾骨	骶尾骨部疼痛，便秘等
肋骨	呼吸不利，胸胁疼痛等
肩	肩关节炎，肩部疼痛，上肢不举
肘	肘部疼痛，肘关节炎
髋	髋关节疼痛，肩关节疼痛，腰背痛，坐骨神经痛
膝	膝关节疼痛，肘关节疼痛
颈肩区	头痛，眩晕，耳鸣，颈肩部疼痛
胸腔呼吸器官区	胸闷，咳嗽，气喘等呼吸系统病症
胃脾大肠区	消化不良，食欲不振，腹胀，腹泻，便秘，腹痛
血压区	头痛，眩晕，呕吐，便秘等

第十八章　耳部反射区

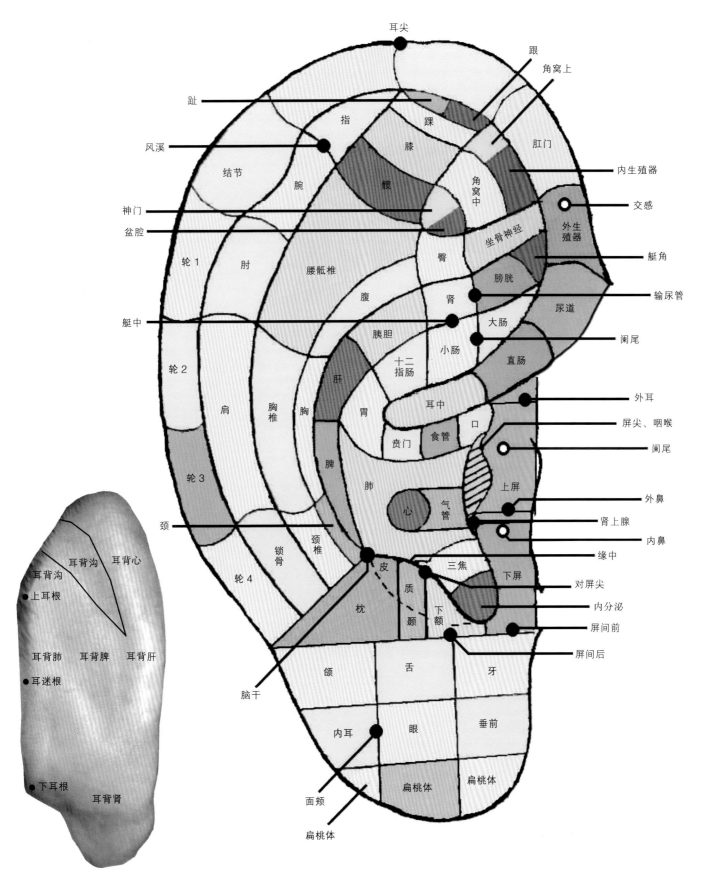

名　称	主　治
耳中	打嗝，消化不良
直肠	便秘，腹泻，便血等
尿道	尿频，尿急，尿痛等
外生殖器	外阴瘙痒，阳痿，早泄等
肛门	便血，便秘，肛门瘙痒，泄泻等
耳尖	发热，眩晕，外耳道炎，痛症，顽固性失眠等
结节	腹痛，眼突，头晕，头痛等
耳轮（轮1，轮2，轮3，轮4）	发热，感冒，咳嗽等
风溪	荨麻疹，皮肤瘙痒，过敏性鼻炎，哮喘等
上肢（指、腕、肘、肩、锁骨）	上肢相应部位疼痛等
下肢（跟、趾、踝、膝、髋）	下肢相应部位扭伤、疼痛等
坐骨神经	臀及下肢疼痛，下肢瘫痪等
交感	心绞痛，阳痿，早泄，月经不调，心悸，多汗，失眠等
脊椎（腰骶椎、胸椎、颈椎）	相应部位疼痛，头晕，胸闷，阳痿，便秘等
躯干（颈、胸、腹、臀）	相应部位疼痛，头晕，胸闷，月经不调，阳痿，早泄，便秘等
角窝上	头痛，眩晕，眼干涩等
内生殖器	痛经，月经不调等
角窝中	急性左上腹疼痛，厌食，咳喘，近视眼等
神门	抑郁症，癫狂，失眠，多梦，各种痛症，哮喘，眩晕
盆腔	痛经，月经不调等
上屏	消瘦、尿频，尿崩，咽炎，单纯性肥胖症等
下屏	多食，多饮，尿频，鼻塞，打喷嚏等
外耳	耳聋，耳鸣，听力减退等

名　称	主　治
屏尖	各种原因引起的发热，疼痛，牙痛等
外鼻	鼻塞，鼻出血，鼻部痤疮等
肾上腺	眩晕，哮喘，关节疼痛，鼻塞，咽部异物感等
咽喉	咽部异物感，咽部疼痛，声音嘶哑等
内鼻	感冒鼻塞，流涕，鼻出血等
屏间前	视物模糊，迎风流泪
额	前额痛，头痛，头晕，失眠，多梦等
屏间后	视物模糊，迎风流泪
颞	偏头痛，头昏，头晕等
枕	头痛，眩晕，哮喘，失眠，健忘等
皮质下	痛症，神经衰弱，智能发育不全，腹泻，高血压，心律失常等
对屏尖	哮喘，皮肤瘙痒，阳痿，早泄，面部疼痛等
缘中	遗尿，痛经，智力低下，月经不调，健忘等
脑干	偏瘫，健忘，失眠，抽搐，头痛等
消化道（口、食管、贲门、胃、十二指肠、小肠、大肠、阑尾）	消化不良，吞咽困难，恶心，呕吐，食欲不振，腹痛，腹泻，便秘
艇角	尿痛，阳痿，早泄，尿频，尿急等
泌尿系统（膀胱、输尿管、肾）	腰痛，遗尿，耳鸣，遗精，阳痿，早泄，月经不调，尿痛
胰、胆	恶心，腹痛，带状疱疹，耳鸣，口苦等
肝	呕吐，视物模糊，眩晕，月经不调，目赤肿痛等
艇中	腹痛，腹胀，耳鸣，面痛，听力减退等
脾	腹胀，腹泻，便秘，食欲不振，四肢痛，内脏下垂，失眠等
心	胸闷，心慌，自汗，盗汗，癔病，口舌生疮，失眠，健忘等

名　称	主　治
气管	咳嗽，气喘，发热，咽部异物感，感冒等
肺	咳喘，胸闷，声音嘶哑，皮肤瘙痒，便秘，自汗，盗汗等
三焦	便秘，腹胀，水肿，耳鸣，耳聋等
内分泌	阳痿，遗精，痛经，月经不调，痤疮等
牙	牙痛等
舌	口舌生疮，声音嘶哑，失语等
颌	牙痛等
垂前	健忘，失眠，多梦，牙痛等
眼	视物模糊，目赤肿痛，迎风流泪等
内耳	眩晕，耳聋，耳鸣，听力减退，头昏等
面颊	面痛，痤疮，口眼㖞斜等
扁桃体	声音嘶哑，咽部异物感，发热等
耳背心	心悸，失眠，多梦，头痛等
耳背肺	感冒，鼻塞，咳嗽，哮喘，皮肤瘙痒等
耳背脾	胃痛，消化不良，食欲不振，腹胀，腹泻等
耳背肝	眩晕，眼干，胁痛，头痛，阳痿，月经不调等
耳背肾	头痛，眩晕，健忘，失眠，阳痿，早泄，月经不调等
耳背沟	眩晕，皮肤瘙痒等
上耳根	头痛，鼻衄，偏瘫，哮喘等
耳迷根	心慌，鼻衄，胁痛，腹痛，腹泻等
下耳根	眩晕，多汗，盗汗，下肢瘫痪等

常用骨度分寸折量定位法

骨度分寸是以患者本人单一骨骼或骨组织、骨节之间折合的比例尺寸，泛指体表两固定标志之间的距离折合成比例尺寸而言。它是确定腧穴位置的最主要依据。

分部	起止点	常用骨度	度量法	说明
头部	前发际正中至后发际正中	12寸	直寸	如前后发际不明，从眉心量至大椎穴为18寸，眉心至前发际正中为3寸，大椎穴至后发际正中为3寸
	耳后两乳突（完骨）之间	9寸	横寸	用于量取后头部的横向距离
胸腹部	胸骨上窝（天突）至胸剑联合中点（歧骨）	9寸	直寸	胸部与肋部取穴直寸，一般根据肋骨计算，每一肋骨折为1.6寸。"天突"指穴名的部位
	胸剑联合中点至脐中	8寸		
	脐中至耻骨联合上缘（曲骨）	5寸		
	两乳头之间	8寸	横寸	胸腹部取穴的横寸，可根据两乳头之间的距离折量。女性可用左右缺盆穴之间的宽度来代替两乳头之间的横寸
背腰部	大椎以下至尾骶	21椎	直寸	背部腧穴根据脊椎定穴。一般临床取穴，肩胛骨下角连线平第7（胸）椎，髂嵴高点水平连线平第16椎（第4腰椎棘突）
	两肩胛骨脊柱缘之间	6寸	横寸	
上肢部	腋前纹头（腋前皱襞）至肘横纹	9寸	直寸	用于手三阴、手三阳经的骨度分寸
	肘横纹至腕横纹	12寸		
侧胸部	腋窝顶点至季胁	12寸	直寸	"季胁"指第11肋游离端
侧腹部	季胁以下至髀枢	9寸	直寸	"髀枢"指股骨大转子
下肢部	耻骨联合上缘至内辅骨上廉（股骨内上髁上缘）	18寸	直寸	用于足三阴经的骨度分寸
	胫骨内侧髁至内踝高点	13寸		
	髀枢至膝中	19寸	直寸	"膝中"的水平线：前面相当于犊鼻穴，后面相当于委中穴
	臀横纹至膝中	14寸		
	膝中至外踝高点	16寸		
	外踝高点至足底	3寸		

注：还可用手指同身寸定位法：患者的拇指指间关节的宽度作为1寸，适用于四肢部的直寸取穴。

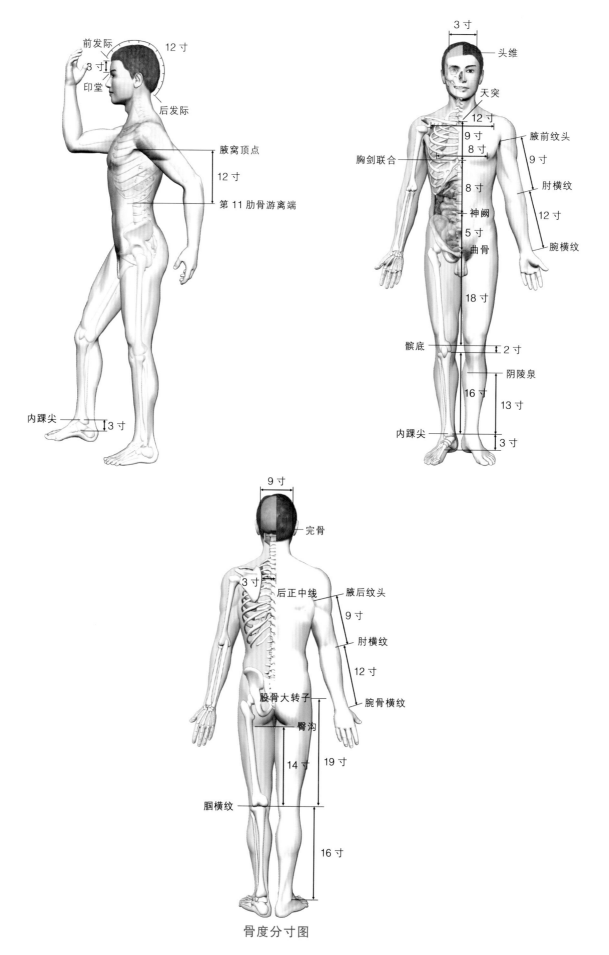

前发际
12 寸
3 寸
印堂
后发际
腋窝顶点
12 寸
第 11 肋骨游离端
内踝尖
3 寸

3 寸
头维
天突
12 寸
9 寸
8 寸
胸剑联合
腋前纹头
9 寸
8 寸
肘横纹
神阙
5 寸
曲骨
12 寸
腕横纹
18 寸
髌底
2 寸
阴陵泉
16 寸
13 寸
内踝尖
3 寸

9 寸
完骨
3 寸
后正中线
腋后纹头
9 寸
肘横纹
12 寸
股骨大转子
腕骨横纹
臀沟
19 寸
14 寸
腘横纹
16 寸

骨度分寸图

常见疾病快速选穴处方

(各穴位下角数字为该穴位图所在页码)

病 证	选 穴	病 证	选 穴
上肢不遂	肩髃$_7$ 曲池$_7$ 上廉$_7$ 阳溪$_6$ 合谷$_5$	胎位不正	至阴$_{32}$
下肢不遂	环跳$_{49}$ 阳陵泉$_{50}$ 足三里$_{13}$ 悬钟$_{50}$	难产	三阴交$_{15}$ 合谷$_5$ 至阴$_{32}$
口噤不开	下关$_{10}$ 合谷$_5$	乳少	乳根$_{12}$ 膻中$_{63}$ 少泽$_{21}$ 足三里$_{13}$
中风闭证	十二井穴* 水沟$_{58}$ 涌泉$_{34}$	子宫脱垂	百会$_{58}$ 气海$_{62}$ 维道$_{49}$ 子宫$_{66}$
中风脱证	关元$_{61}$ 神阙$_{62}$	小儿遗尿	中极$_{61}$ 膀胱俞$_{30}$ 三阴交$_{15}$ 百会$_{58}$
眩晕	百会$_{58}$ 风池$_{49}$ 足三里$_{13}$ 太冲$_{51}$	小儿惊风	水沟$_{58}$ 印堂$_{65}$ 三阴交$_{15}$ 太冲$_{51}$
高血压	合谷$_5$ 曲池$_7$ 太冲$_{51}$ 太溪$_{35}$	小儿疳积	中脘$_{62}$ 四缝$_{67}$ 足三里$_{13}$
头痛	百会$_{58}$ 太阳$_{65}$ 风池$_{49}$ 太冲$_{51}$	小儿食积	足三里$_{13}$ 天枢$_{12}$ 建里$_{62}$
巅顶痛	百会$_{58}$ 太冲$_{51}$	小儿脑瘫	百会$_{58}$ 四神聪$_{65}$ 足三里$_{13}$ 太溪$_{35}$
偏头痛	太阳$_{65}$ 颔厌$_{46}$ 风池$_{49}$ 足临泣$_{50}$	风疹	曲池$_7$ 合谷$_5$ 血海$_{16}$ 悬钟$_{50}$
三叉神经痛	攒竹$_{26}$ 四白$_8$ 下关$_{10}$ 合谷$_5$	疔疮	身柱$_{57}$ 大椎$_{57}$ 曲池$_7$ 委中$_{31}$
面瘫	阳白$_{48}$ 下关$_{10}$ 翳风$_{44}$ 合谷$_5$	腮腺炎	翳风$_{44}$ 角孙$_{44}$ 外关$_{42}$ 合谷$_5$
面肌痉挛	下关$_{10}$ 颧髎$_{24}$ 翳风$_{44}$ 风池$_{49}$	乳腺炎	肩井$_{49}$ 天宗$_{24}$ 少泽$_{21}$ 太冲$_{51}$
腰痛	肾俞$_{30}$ 腰阳关$_{55}$ 委中$_{31}$ 腰痛点$_{67}$	乳腺小叶增生	屋翳$_{11}$ 乳根$_{12}$ 天宗$_{24}$ 丰隆$_{13}$
胁痛	期门$_{53}$ 阳陵泉$_{50}$ 日月$_{49}$ 太冲$_{51}$	阑尾炎	阑尾$_{68}$ 上巨虚$_{13}$ 天枢$_{12}$ 合谷$_5$
肩关节痛	臂臑$_7$ 肩髃$_7$ 肩髎$_{44}$ 臑俞$_{24}$	痔疮	次髎$_{30}$ 长强$_{54}$ 承山$_{32}$ 二白$_{67}$
膝关节痛	阿是穴 犊鼻$_{13}$ 内膝眼$_{68}$ 膝关$_{52}$	疝气	气冲$_{12}$ 三阴交$_{15}$ 大敦$_{51}$ 五枢$_{49}$
痫证发作	百会$_{58}$ 水沟$_{58}$ 内关$_{39}$ 涌泉$_{34}$	踝关节扭伤	丘墟$_{50}$ 商丘$_{15}$ 申脉$_{32}$ 悬钟$_{50}$
癫痫期	印堂$_{65}$ 鸠尾$_{63}$ 丰隆$_{13}$ 太冲$_{51}$	腰扭伤	腰痛点$_{67}$ 后溪$_{22}$ 水沟$_{58}$
癫狂	心俞$_{29}$ 膻中$_{63}$ 丰隆$_{13}$ 神门$_{20}$	落枕	外劳宫$_{67}$ 阿是穴 天窗$_{24}$
不寐	四神聪$_{65}$ 神门$_{20}$ 三阴交$_{15}$ 照海$_{36}$	肱骨外上髁炎	阿是穴 手三里$_7$ 合谷$_5$
抑郁焦虑	百会$_{58}$ 神门$_{20}$ 三阴交$_{15}$ 太冲$_{51}$	丹毒	合谷$_5$ 曲池$_7$ 阿是穴 委中$_{31}$
心悸	内关$_{39}$ 神门$_{20}$ 心俞$_{29}$ 巨阙$_{62}$	带状疱疹	局部围刺 夹脊$_{66}$ 合谷$_5$ 行间$_{51}$
风寒感冒	大椎$_{57}$ 风门$_{29}$ 列缺$_2$ 风池$_{49}$	扁平疣	合谷$_5$ 太冲$_{51}$ 三阴交$_{15}$ 血海$_{16}$
风热感冒	大椎$_{57}$ 曲池$_7$ 外关$_{42}$ 合谷$_5$	神经性皮炎	阿是穴 曲池$_7$ 血海$_{16}$ 三阴交$_{15}$
咳嗽	肺俞$_{29}$ 尺泽$_2$ 列缺$_2$ 定喘$_{66}$	痤疮	合谷$_5$ 曲池$_7$ 内庭$_{13}$ 风门$_{29}$
哮喘	肺俞$_{29}$ 天突$_{63}$ 定喘$_{66}$ 足三里$_{13}$	斑秃	百会$_{58}$ 阿是穴 足三里$_{13}$ 三阴交$_{15}$

　　*十二井穴，十二经脉井穴的总称。即少商（肺经）、商阳（大肠经）、厉兑（胃经）、隐白（脾经）、少冲（心经）、少泽（小肠经）、至阴（膀胱经）、涌泉（肾经）、中冲（心包经）、关冲（三焦经）、足窍阴（胆经）、大敦（肝经）。此处十二井穴指手三阴三阳经脉井穴，左右共 12 个。

病　证	选　穴	病　证	选　穴
肺结核	肺俞 29 膏肓 31 足三里 13 太溪 35	目赤肿痛	太阳 65 睛明 26 太冲 51 外关 42
疟疾	大椎 57 后溪 22 间使 39 足临泣 50	麦粒肿	四白 8 太阳 65 行间 51 液门 41
呃逆	内关 39 膈俞 29 足三里 13 翳风 44	近视	睛明 26 光明 50 四白 8 肝俞 29
呕吐	中脘 62 内关 39 足三里 13 公孙 15	耳鸣、耳聋	翳风 44 听会 46 完骨 47 中渚 41
胃痛	中脘 62 内关 39 足三里 13	鼻窦炎	迎香 7 印堂 65 上星 58 通天 29
腹痛	中脘 62 神阙 62 足三里 13 上巨虚 13	牙痛	合谷 5 颊车 10 下关 10 内庭 13
泄泻	天枢 12 阴陵泉 16 上巨虚 13 脾俞 29	咽喉肿痛	天容 24 翳风 44 照海 36 鱼际 3
痢疾	天枢 12 上巨虚 13 三阴交 15 合谷 5	口疮	地仓 9 合谷 5 劳宫 40 阿是穴
便秘	天枢 12 支沟 42 上巨虚 13 腹结 17	晕厥	水沟 58 中冲 40 涌泉 34 足三里 13
脱肛	百会 58 长强 54 大肠俞 30 足三里 13	虚脱	素髎 58 水沟 58
黄疸	至阳 57 胆俞 29 阳陵泉 50 腕骨 22	高热	大椎 57 十宣 68 曲池 7 耳尖 78
小便不利	中极 61 三阴交 15 阴陵泉 16 肾俞 30	抽搐	百会 58 印堂 65 水沟 58 太冲 51
水肿	肾俞 30 三焦俞 30 水分 62 阴陵泉 16	心绞痛	心俞 29 足三里 13 内关 39 膻中 63
遗精	关元 61 志室 31 三阴交 15 照海 36	胆绞痛	胆俞 29 期门 53 日月 49 阳陵泉 50
阳痿	肾俞 30 关元 61 三阴交 15 中极 61	肾绞痛	肾俞 30 关元 61 次髎 30 三阴交 15
月经先期	关元 61 血海 16 三阴交 15	咯血	尺泽 2 肺俞 29 鱼际 3 孔最 2
月经后期	气海 62 三阴交 15 肾俞 30 足三里 13	吐血	膈俞 29 胃俞 29 公孙 15 内庭 13
月经先后无定期	关元 61 三阴交 15 肝俞 29 太冲 51	鼻衄	天府 1 上星 58 迎香 7 孔最 2
痛经	中极 61 次髎 30 地机 16 公孙 15	便血	腹结 17 承山 32 大肠俞 30 次髎 30
闭经	次髎 30 关元 61 三阴交 15 太冲 51	血尿	中极 61 膀胱俞 30 血海 16 三阴交 15
经前期综合征	内关 39 三阴交 15 太冲 51 公孙 15	肥胖	天枢 12 阴陵泉 16 丰隆 13 大横 17
崩漏	关元 61 三阴交 15 隐白 14 地机 16	戒烟	百会 58 神门 20 戒烟穴* 足三里 13
带下疾	带脉 49 白环俞 30 阴陵泉 16 三阴交 15	黄褐斑	阳白 48 太阳 65 合谷 5 三阴交 15

＊戒烟穴，位于列缺与阳溪之间的敏感点。